土单方

李桂香◎主编

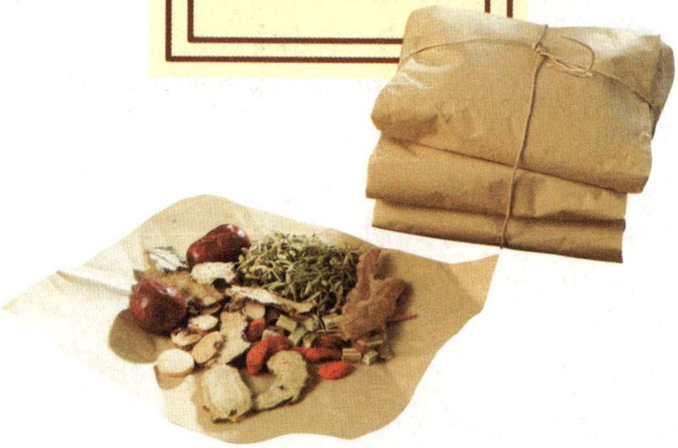

CHS K 湖南科学技术出版社 · 长沙

图书在版编目（CIP）数据

土单方 / 李桂香主编. — 长沙 : 湖南科学技术出版社, 2024.1

ISBN 978-7-5710-2593-9

Ⅰ. ①土… Ⅱ. ①李… Ⅲ. ①单方（中药）—汇编 Ⅳ. ① R289.5

中国国家版本馆 CIP 数据核字（2024）第 000353 号

TUDANFANG

土单方

主　　编：李桂香
出 版 人：潘晓山
责任编辑：杨　颖
出版发行：湖南科学技术出版社
社　　址：长沙市芙蓉中路一段 416 号泊富国际金融中心
网　　址：http://www.hnstp.com
湖南科学技术出版社天猫旗舰店网址：
　　　　　http://hnkjcbs.tmall.com
邮购联系：0731-84375808
印　　刷：济宁华兴印务有限责任公司
　　　　（印装质量问题请直接与本厂联系）
厂　　址：济宁高新区黄屯立交桥西 327 国道南华兴工业园 1 楼
邮　　编：272000
版　　次：2024 年 1 月第 1 版
印　　次：2024 年 1 月第 1 次印刷
开　　本：670mm×955mm　1/16
印　　张：16
字　　数：227 千字
书　　号：ISBN 978-7-5710-2593-9
定　　价：68.00 元

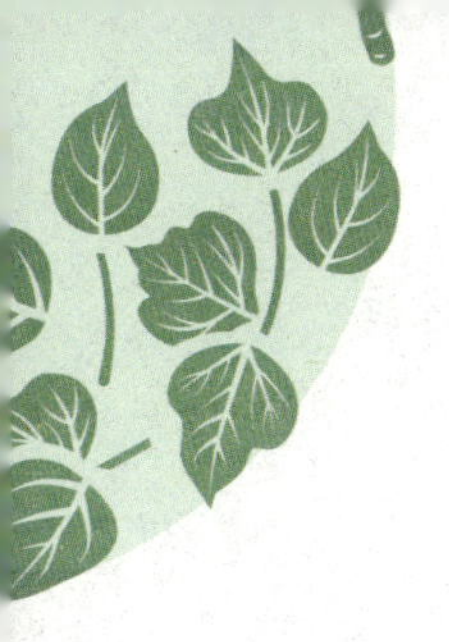

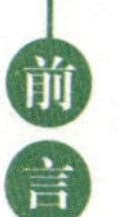

前　言

土方是指民间流行的、不见于医药专门著作的药方。单方是指单味药制剂，是与复方相对应的一个概念（复方是指两种或两种以上的药物混合制剂，可以是中药、西药或中西药混合）。顾名思义，所谓土单方，是指历代民间流行的、不见于医药专门著作的单味药制剂。

在我国，应用单味药物或食物等防病治病的历史悠久、疗效确切、深入人心。从古至今，医者都重视和提倡“精方简药”，民间流传着“单方一味，气死名医”之说。为归纳整理这些珍贵的民间宝库，也为方便广大患者，我们组织人员编写了这本《土单方》，以求实现求全致用、造福百姓的目的。

温带、热带、寒带，春、夏、秋、冬四季，二十四节气的气候变化，早晚温差的不同；今日在中国，明日在美国、欧洲；身在冷气室中，出门是酷暑；饮食天天、餐餐都在变；七情六欲的刺激。每个人身体对气候、环境、食物、情绪等变化的感应，随年龄的变化（有的动物寿命三五年，有的十几年；人类是几十年，甚至百年）而不同。疾病的产生，即在人体对上述环境、气候、饮食、情绪等的变化中，产生不适应的变化而致病，故治疗疾病亦在于用药调适其变化，使之均衡适应即得痊愈。因此，治病必须对症下药。

当然了，药物的特效能治病，并不一定有益健康，用药不当甚至会造成对身体更大的伤害，或死亡更快，故任何药物皆有其适应症状与禁忌。中医、中药有疾病六经传变、阴阳五行相生相克之道。适合甲的药，不一定能适合乙，适合乙的药，亦不一定能适合丙；甲的救命仙丹，有时却是乙的致命毒药。药能救人也会伤人，甚至杀人。

中医讲究辨证施治，书中所录药方读者在采用时须考虑自身情况斟酌选用。对于病情较重的患者，一定要及时就医。

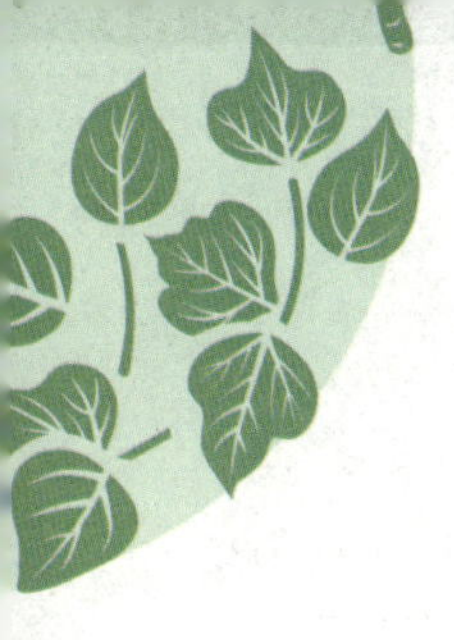

目录

第一章 解表药与土单方

第二章　清热药与土单方

第三章　泻下与土单方药

第四章　利水渗湿药与土单方

第五章　温里药与土单方

第六章　祛风湿药与土单方

第七章　理气药与土单方

第八章　活血祛瘀药与土单方

第九章 止血药与土单方

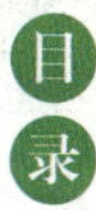

第十章　消食药与土单方

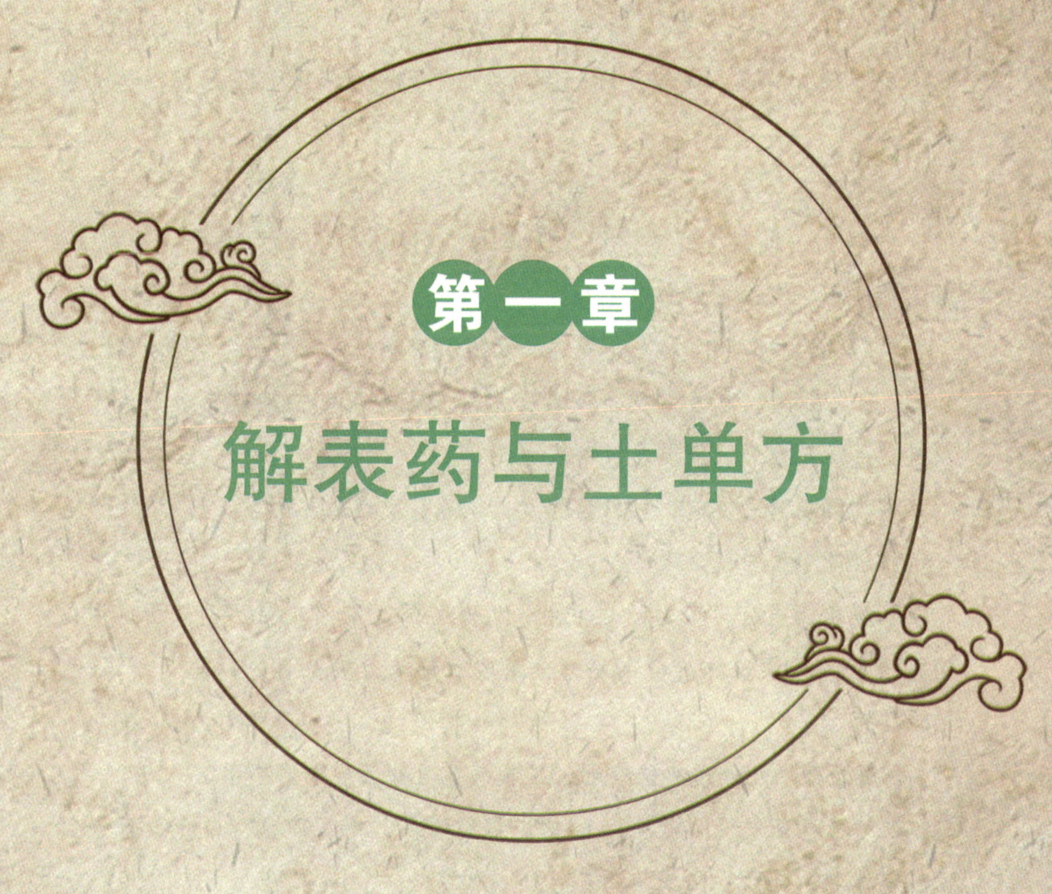

第一章

解表药与土单方

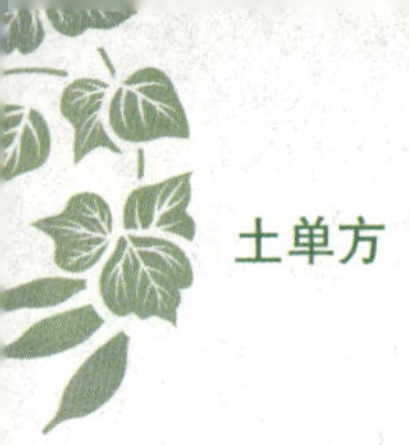

凡能疏肌解表、促使发汗，用以发散表邪、解除表证的药物，称为解表药。

解表药多属辛散之品，辛能发散，可使外邪从汗而解，故适用于邪在肌表的病症。也即《黄帝内经》所说的“其在皮者，汗而发之”的意义。解表药的临床应用主要有以下几点：

1.感受外邪，具有恶寒、发热、头痛、身痛、无汗、脉浮等表证者。

2.表邪郁闭，麻疹透发不畅者；水肿初期或麻疹初期兼有表证者，以及其他疾病具有表证需要发汗解表者。

根据解表药的性能，可以分为发散风寒、发散风热两类。

解表药应用注意事项：

1.解表药虽有辛散发汗之共性，但其性质又有温、凉不同，所以用以治疗表证时必须注意辨证准确，分清表寒证或是表热证，以免药石误投，贻误治疗。

2.解表药发汗作用有强有弱，须视病症具体表现选择应用。

3.对解表药发汗力较强的药物应控制用量，中病即止，以免发汗太过而耗伤津液，导致亡阳或亡阴。

4.温暖季节及东南地区用量宜少，寒冷季节及西北地区用量可酌情增大。

5.解表药一般忌用于表虚自汗、阴虚发热、久病体虚及失血等症。

6.解表药多属辛散轻扬之品，不宜久煎，以免有效成分挥发而降低疗效。

一、发散风寒药与土单方

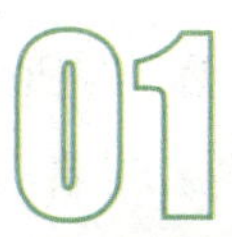

麻黄

来　　源： 本品为麻黄科植物草麻黄、中麻黄或木贼麻黄的干燥草质茎。

别　　名： 麻黄草、龙沙、卑相、卑盐、田麻黄。

处方用名： 麻黄、净麻黄、蜜炙麻黄。

用法用量： 常用量3～10克，水煎服。

产地采收

麻黄生于河床、河滩、干草原、固定沙丘。主产河北、山西、新疆、内蒙古和陕西等省区。秋季割取绿色的草质茎枝，晒干。以色淡绿、无木质茎及杂质者为佳。

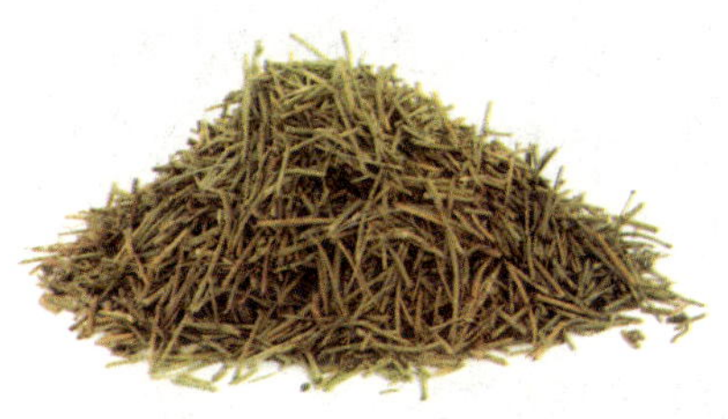

炮制研究

麻黄有生用、炙用或捣绒用。麻黄生用发汗力强，炙用发汗力弱，故发汗解表宜生用，宣肺平喘生用、炙用均可。麻黄去节后为净麻黄，发汗力更强。捣绒发汗力弱。麻黄根有止汗作用。麻黄茎与根的化学成分不同，茎含麻黄型生物碱，根含大环精胺等几种类型生物碱。药理作用相反，前者升压，后者降压。

性味归经

辛、微苦，温。归肺、膀胱经。

功能主治

发表散寒，宣肺平喘，利水消肿。用于风寒感冒、胸闷喘咳、风湿浮肿、支气管哮喘。主要应用于：外感风寒，症见恶寒无汗的表实证，常伍用桂枝以增强发汗作用，如麻黄汤。表实咳喘。由于外邪束肺所致之咳喘，寒配杏仁，如三拗汤；热喘配生石膏、甘草，如麻杏石甘汤。水肿兼见表证者，常伍用生石膏、生姜、甘草等治疗水证。

注意事项：表证自汗，气虚咳喘，脾虚水肿者不宜用；高血压、动脉硬化、心功能不全者应慎用。

毒副作用

美国食品药品监督管理局已批准麻黄碱及其盐类可作为OTC药（非处方药）用于治疗伤风感冒、呼吸道过敏以及哮喘等。但近来发现服用含麻黄或麻黄碱的药品或制品产生如下副作用：血压升高，乃至中风；失眠、抑郁症、腹泻、皮炎、乏力等。

现代研究

麻黄中含多种生物碱，以麻黄碱为主要有效成分。其次含有假麻黄碱、麻黄定碱及苄基甲胺，少量挥发油、儿茶酚、鞣酸及多种无机盐。麻黄碱的药理作用与肾上腺素相似，但较和缓而持久，主要作用为松弛支气管平滑肌，当支气管处于痉挛状态时，其作用更为显著，故有止喘作用。并有兴奋心肌，收缩血管，升高血压作用。假麻黄碱有显著利尿作用。挥发油有发汗作用，并对流感病毒有抑制作用。

◎ 常用单方 ◎

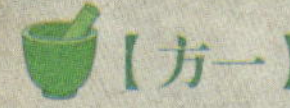

【方一】

麻黄粉适量

【用法】取70%麻黄粉和30%白胡椒混匀，每用1克置黑膏药中趁热合拢贴一侧或两侧肺俞穴，每日或隔日换药1次。

【功能主治】宣肺平喘。主治风寒咳嗽。

【疗效】共治疗235例，好转42例，无效11例，总有效率为96.2%。

【来源】《广西中医药》（1987）

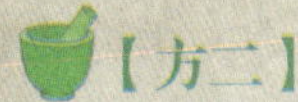

【方二】

麻黄15克

【用法】取上药，加清水1小碗，武火煮沸5分钟，温服，每日2剂。

【功能主治】祛风止痒。主治顽癣。

【疗效】应用本方治疗42例，均获痊愈。

【来源】《中医杂志》（1992）

02 桂枝

来　　源：为樟科植物肉桂的干燥嫩枝。

别　　名：柳桂、嫩桂枝、桂枝尖。

处方用名：桂枝、川桂枝、桂枝尖。

用法用量：水煎服。常用量3～9克。

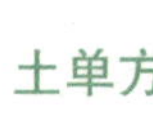

产地采收

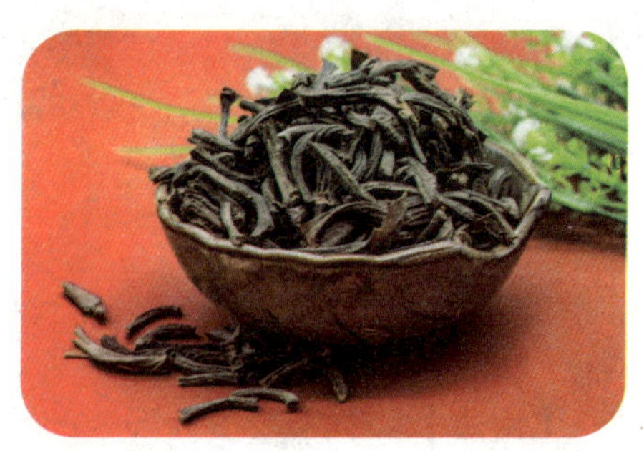

分布福建、广东、广西、云南等地。药材主产于广西、广东、云南等地。干燥的嫩枝呈圆柱形，外表棕红色或紫褐色，气清香，味甜微辛。以幼嫩、棕红色、气香者为佳。

炮制研究

桂枝历代有去皮、去粗皮、焙制、甘草汁炙、蜜制等炮制方法。近代除了生用，还有炒制和蜜制等方法。桂枝炒制后挥发油含量有所降低，且能通过控制不同的加热温度和时间使油量降低的程度各异。故炒制桂枝既能有效降低毒性保证用药安全，还能使有效成分（挥发油）的含量得到一定保证。桂枝蜜制后，挥发油含量略有增加，且长于温中补虚，散寒止痛，多用于虚寒胃痛等。

性味归经

辛、甘，温。归心、肺、膀胱经。

功能主治

发汗解肌，温经通脉。主治与应用：外感风寒、无汗表实证。症见恶寒发热，身痛无汗，脉浮紧，与麻黄相须为用，促使发汗解表。外感风寒，有汗表虚证，与白芍配伍，调和营卫以疗表虚邪实之外感证，解表而无大汗之弊。风寒湿痹，邪阻经络所致之肢节疼痛，尤以肩臂疼痛为佳，以防风、附子、羌活、桑枝为伍。月经失调、痛经、闭经，血虚寒凝者以桂枝温经通脉，助当归、白芍、川芎、红花等以调经散寒。血虚心悸、脉结代，桂枝温通以振奋心阳，与炙甘草、党参、阿胶相配用，治心律失常等证。

注意事项：桂枝辛温助热，能旺盛血行，故对温热病，阴虚火旺，出血病人忌用；孕妇、月经过多者慎用。

现代研究

本品含挥发油，主要为桂皮醛。现代研究表明，桂枝所含桂皮醛能扩张皮肤血管，刺激汗腺分泌，故有解热作用。镇痛作用主要作用于大脑感觉中枢，提高痛觉阈，能缓解血管痉挛性头痛。还有健胃作用。能促进唾液和胃液分泌，以助消化。桂皮油有强心、利尿作用。桂皮油对葡萄球菌、志贺菌属、沙门氏菌、炭疽杆菌等有抑制作用。对流感病毒亦有抑制作用。

常用单方

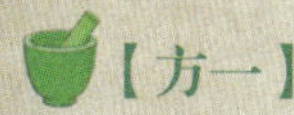

【方一】

桂枝末若干

【用法】取桂枝末若干，食醋调成饼状，睡前用温水熨脐 10 分钟，后贴于脐部，纱布固定，晨起取下，每晚 1 次。

【功能主治】温经通脉。主治小儿遗尿。

【疗效】华乐柏用上方治疗小儿遗尿 32 例，总有效率达 90%以上，疗程短者 3 ~ 4 次，长者半月即可见效。

【来源】《中医杂志》（1995）

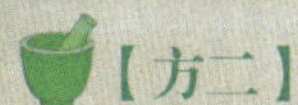

【方二】

桂枝尖 20 克

【用法】桂枝尖 20 克，黑色大蜘蛛（去头足，焙干）10 克，共研末，过筛，瓶装密封备用。每次服 0.25 克，早晚各 1 次，用开水或奶粉或稀粥送服，治疗 2 ~ 4 周。

【功能主治】温经通脉。治疗小儿腹股沟斜疝。

【疗效】袁宇华用上方治疗可复性腹股沟斜疝 55 例，结果痊愈 52 例，好转 1 例。

【来源】《湖南中医杂志》（1986）

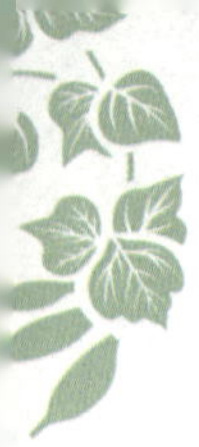

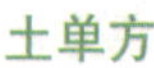

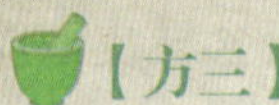

【方三】

桂枝 60 克

【用法】桂枝 60 克，加水 1 000 毫升，武火煎 10 分钟后待温浸洗患处，每次 10 ~ 15 分钟，每天早晚各 1 次。

【功能主治】温经通脉。用于治疗冻疮。

【疗效】治疗冻疮 14 例，效果良好，一般 1 ~ 6 次即愈。

【来源】《新中医》（1986）

03 紫苏

来　　源：本品为唇形科植物紫苏的干燥嫩枝叶。

别　　名：赤苏、红苏、红紫苏、香苏。

处方用名：苏叶、紫苏叶。

用法用量：水煎服。常用量 3 ~ 10 克。

产地采收

主产于江苏、浙江、河北等地。以身干、叶大、色紫、不碎、香气浓、无枝梗、无杂质者为佳。

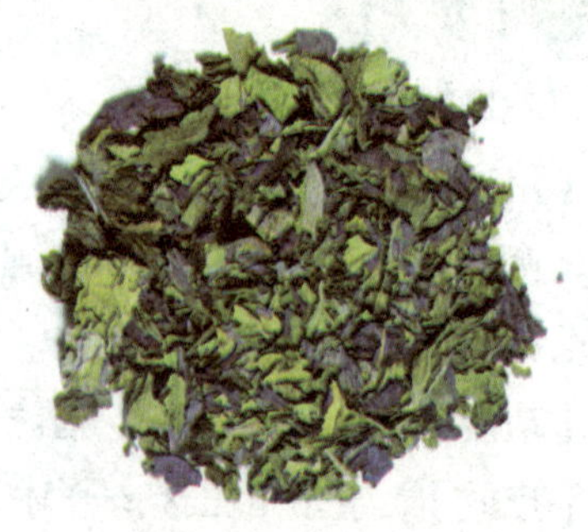

炮制研究

临床常用生品入药。炮制方法：净制除去杂质及老梗，喷淋清水，切碎，干燥。紫苏叶长于解表散寒。苏梗长于理气安胎。

性味归经

甘、辛，微温，有小毒。归肺、脾经。

功能主治

发表散寒，行气宽中，解鱼蟹毒。用于感冒风寒，发热恶寒，肢节疼痛，寒泻，头痛鼻塞，兼见咳嗽或胸闷不舒者，可发表散寒、行气宽中、解鱼蟹毒。主要用于治疗风寒感冒、脾胃气滞及进食鱼蟹导致的腹痛、腹泻，还能宽胸利膈、顺气安胎等。

现代研究

本品主要含挥发油、精氨酸、枯酸、色素等。紫苏叶能扩张毛细血管，刺激汗腺分泌而发汗。减少支气管分泌物及缓解支气管痉挛而镇咳祛痰。促进消化液分泌，增强胃肠蠕动。所含紫苏醛有较强防腐作用；紫苏水浸液对葡萄球菌、大肠埃希菌及流感病毒有抑制作用。

常用单方

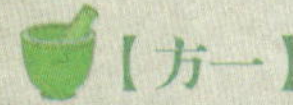

【方一】

鲜紫苏叶 5 克

【用法】先用 75% 乙醇溶液涂擦寻常疣，进行消毒，再将寻常疣用无菌剪或刀削去老皮（出血为止），然后用洗净的鲜紫苏叶涂擦患处（以浆汁干为度），每天 2 次。

【功能主治】解毒消疣。主治寻常疣。

【疗效】据王勇报道，应用本方治疗本病效果良好，一般用药 1 ~ 2 天寻常疣自行消散而愈。

【来源】《四川中医》（1987）

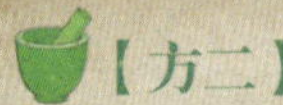

【方二】

紫苏叶适量

【用法】将紫苏叶制成水提取液（1毫升含生药2克），消毒后再以此液浸润擦镜头纸、棉球或纱布，贴敷宫颈出血处。

【功能主治】治疗宫颈出血。

【疗效】共治疗108例，以息肉摘除或活检创面出血为主，总有效率达79.63%。

【来源】《中医杂志》（1988）

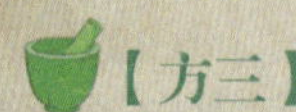

【方三】

鲜紫苏叶适量

【用法】先将疣体及其周围消毒，用注射针头挑破疣体，取洗净的鲜紫苏叶与食盐一起揉擦疣体10～15分钟，擦后可用敷料包扎，以后嘱病人自己每天用该法揉擦1次，但不需消毒及再挑破疣体，也不必包扎。每天1次，每次10～15分钟，一般3～6次可愈。

【功能主治】解毒消疣。主治寻常疣。

【疗效】据张国龙报道，应用本方治疗本病效果良好，一般2～3次即可痊愈，若疣体挑破得彻底，揉擦1次即可痊愈。

【来源】《湖南中医杂志》（1989）

04 羌活

来　　源：为伞形科植物羌活、宽叶羌活或川羌活的根及根茎。

别　　名：羌青、护羌使者、胡王使者、羌滑、退风使者、黑药等。

处方用名：羌活、川羌活。

用法用量：内服，煎汤，2～5钱；或入丸、散。

产地采收

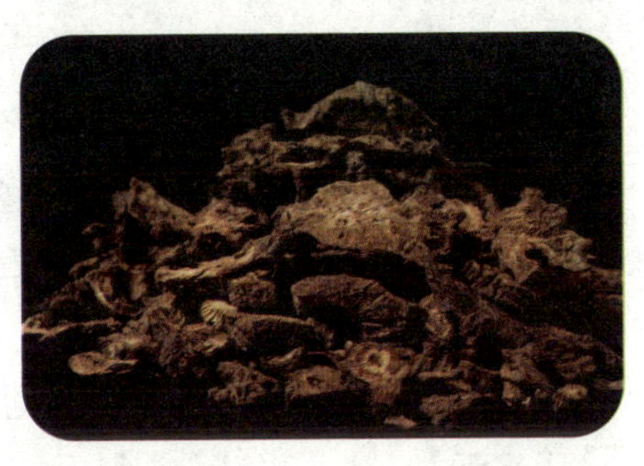

羌活生于高山灌木林或草丛中，分布青海、四川、云南、甘肃等地。宽叶羌活，又名鄂羌活。分布四川、青海、陕西、河南等地。川羌活，分布四川、湖北、陕西、甘肃等地。春、秋挖取根及根茎，去净茎叶细根、泥土，晒干或烘干。以上均以条粗壮、有隆起曲折环纹、断面质紧密、朱砂点多、香气浓郁者为佳。

炮制研究

临床常用生品入药。炮制方法：拣去杂质，洗净，润透，切片，晾干。

性味归经

辛、苦，温。入膀胱、肾经。

功能主治

散表寒，祛风湿，利关节。治感冒风寒，头痛无汗，风寒湿痹，项强筋急，骨节酸疼，风水浮肿，痈疽疮毒。用于外感风寒，恶寒发热，头痛身痛及风寒湿邪侵袭所致的肢节疼痛、肩背酸痛，尤以上半身疼痛为佳。血虚痹痛忌服。

现代研究

羌活中主要含有挥发油、香豆素，除此之外还含有糖类、氨基酸、有机酸、甾醇等。羌活具有抗炎镇痛、抗心律失常、抗心肌缺血、促进脑循环、抗血栓形成及抗菌等药理作用。

⊙ 常用单方 ⊙

用羌活提取物制成脉齐液（每毫升相当于羌活生药 1 克）口服，每天 60～150 毫升，分 3～4 次服，疗程 7～14 天。

【功能主治】旱搏。

【疗效】治疗各种旱搏 74 例，总有效率为 58.1%。

【来源】《中华内科杂志》（1988）

05 细辛

来　　源：马兜铃科多年生草本植物北细辛、汉城细辛或华细辛的根。

别　　名：小辛、细草、独叶草、金盆草、山人参、大药。

处方用名：细辛、辽细辛、北细辛。

用法用量：内服，煎汤，用量不宜过大，临床上有细辛不过钱之说，常用量 1 ~ 3 克。外用：研末撒、吹鼻或煎水含漱。

产地采收

细辛喜凉爽、湿润的环境。主产于辽宁、吉林、黑龙江、陕西、河南、山东等地，以辽宁产的质量为佳。以根多、色灰黄、叶色绿、香气浓、味辣而麻舌者为佳品；以根少、香气淡、麻辣味轻者为次。

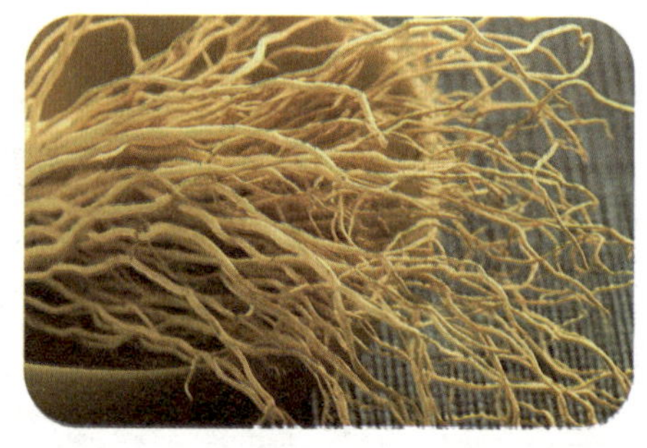

炮制研究

临床上细辛一般生用。

性味归经

辛，温。归肺、肾经。

功能主治

祛风，散寒，行水，开窍。治风冷头痛，鼻渊，齿痛，痰饮咳逆，风湿痹痛。多用于外感风寒，表现为发热恶寒、头身疼痛、鼻塞流涕、无汗；肺寒伏饮而咳喘、痰多色白、清稀如泡沫；风寒湿痹，腰脊、骨节痹痛，俯仰屈伸不利，头风头痛，经久不愈的眉棱骨病，龋齿作痛；宣通鼻窍用于鼻渊、鼻塞头痛、时流浊涕等。

注意事项：气虚多汗，血虚头痛，阴虚咳嗽等忌服。

毒副作用

细辛含马兜铃酸等化合物，其中所含的马兜铃酸为硝基菲酸类成分，虽然它们具有一定的生理活性，如抗癌、抗感染及吞噬细胞活性的作用，还可提高抗生素及化疗药物的治疗效果，但同时又是一种有毒成分，具有强烈的肝肾毒性，长期或过量服用易导致癌症或肾衰竭等。近年来，国内外已有不少因服过量含马兜铃酸的中药而导致肾衰竭的病例。

现代研究

现代研究表明，细辛含挥发油约3%，主要为甲基丁香酚及黄樟醚等。细辛醇浸剂、挥发油、煎剂均有一定的抑菌作用。有解热、抗炎、镇痛作用。对气管有明显的松弛作用。对心脏有明显的兴奋作用。还有麻醉、抗变态反应及抗组织胺等作用。

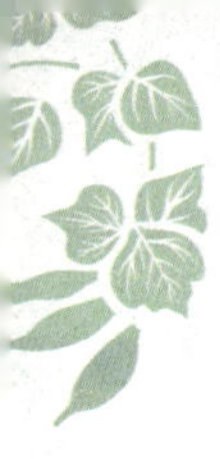

常用单方

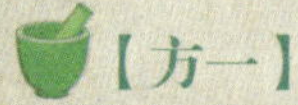

【方一】

细辛 50 克

【用法】取上药，研为细末。每次用细辛末 9 ~ 15 克加水，再加少量甘油或蜂蜜，调成糊状，摊于纱布上，贴于脐部，用胶布密封，至少贴 3 天。对顽固性病例可连续贴敷 2 次。

【功能主治】消肿生肌。主治阿弗他口腔炎。

【疗效】据何思深报道，应用本方治疗 106 例，总有效率为 93.4%。

【来源】《新医药学杂志》（1977）

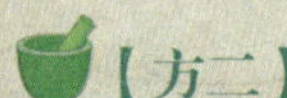

【方二】

细辛 30 克

【用法】取上药，研为极细末。在肿块及其周围敷一薄层，用胶布贴封不漏气，外盖热水袋热敷。

【功能主治】通络散结。用于治疗肌肉注射所致局部肿块。

【疗效】据姚锋报道，应用本方治疗 100 余例，一般用药 24 小时即可止痛，此后肿势渐消，硬结消散。

【来源】《中医医刊》（1982）

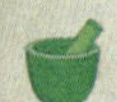

【方三】

细辛 150 克

【用法】取上药。每天用细辛 5 克，泡茶 1 杯。口服，连泡 3 次，连用 1 个月。

【功能主治】壮阳起痿。主治阳痿。

适应证：症见阴茎痿软，举而不坚，甚至不能勃起，伴有头晕，失眠多梦，腰痛遗精等。

【疗效】据徐应坤报道，应用本方治疗 25 例，均获良效。

【来源】《中国中药杂志》（1989）

06 荆芥

来　　源：荆芥为唇形科一年生草本植物荆芥的干燥茎叶及花穗。

别　　名：假苏、四棱杆蒿、香荆芥。

处方用名：荆芥、荆芥穗、炒荆芥、荆芥炭。

用法用量：水煎服，常用量 3 ~ 9 克；或入丸、散，适量。

产地采收

主产于江苏、浙江、江西、湖北、河北等地，其中以江苏太仓及江西吉安所产者质量最好。以色淡黄绿、穗长而密、香气浓、味凉者为佳。

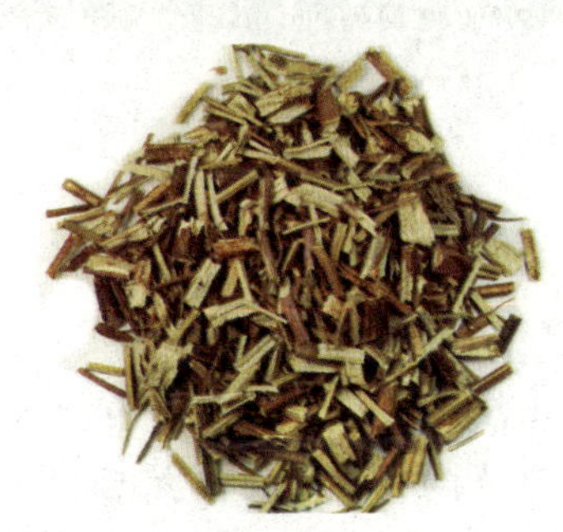

炮制研究

临床上荆芥除了生用，还有炒制和炒炭等方法。荆芥生品辛散力较强，具有祛风解表的功效。用于感冒、头痛、麻疹、风疹、咽喉不利、疮疡初起。炒制荆芥辛散作用降低，具祛风理血作用。炒炭后辛散作用极弱，具有止血功效，用于衄血、便血、崩漏等出血症和产后血晕。

性味归经

辛、微温。归肺、肝经。

功能主治

解表祛风、透疹、炒炭止血。主治与应用：①外感风寒证。症见恶寒发热、无汗、头身疼痛，常配羌活、防风等。②外感风热证。症见发热恶寒、目赤咽痛。金银花、连翘、桑叶、菊花。③麻疹透发不畅，常配防风、蝉蜕。④荆芥炭有止血作用，配其他止血药可用于多种血症，如便血、崩漏等。

注意事项：表虚自汗者慎用。

现代研究

现代研究表明，荆芥中所含化学成分种类较多，主要有挥发油类、单萜类、单苷类、黄酮类、酚酸类等成分，其中以挥发油的报道为最多。油中主要成分为右旋薄荷酮、消旋薄荷酮及少量右旋柠檬烯。药理研究为①解热作用：其煎剂及浸剂均能使汗腺分泌旺盛，皮肤血循环加强，有和缓的解热作用。②抗菌作用：1∶1 000 浓度能抑制结核杆菌生长。③荆芥炒炭后能缩短出、凝血时间。

◎ 常用单方 ◎

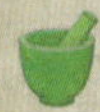【方一】

荆芥穗 120 克

【用法】取上药，研为细末，过筛。每次用 30 克装入纱布袋内，均匀地撒布于患处，然后用手掌反复揉擦至发热为度。若病变范围较广，可分片进行。

【功能主治】祛风止痒。急慢性荨麻疹及一切皮肤瘙痒病。

【疗效】据马玉静报道，应用本方治疗荨麻疹，轻者 1 ~ 2 次见效，重者 2 ~ 4 次奏效。

【来源】《中医杂志》（1965）

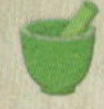【方二】

荆芥穗适量

【用法】先取大白萝卜 1 个，在其中央挖一凹窝，将荆芥穗（研为细末）10 克和蜂蜜、香油各 15 毫升放入窝内，放置火上烧约 2 小时。此为 3 岁小儿 1 次服用量，年龄小者酌减，每天睡前服 1 次。

【功能主治】疏风宣肺、止咳平喘。主治小儿支气管哮喘。

【疗效】据王天顺报道，应用本方治疗 13 例，经 2 ~ 4 天后痊愈 11 例，好转 2 例。

【来源】《中原医刊》（1982）

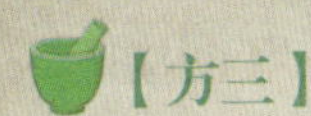【方三】

荆芥穗适量

【用法】取上药，炒至焦黄，研细过筛。

【功能主治】疏风止血。主治产后血晕。

【疗效】据马自泽报道，应用本方治疗 25 例，治愈 18 例，好转 5 例，无效 2 例。

【来源】《四川中医》（1987）

07 白芷

来　　源：白芷为伞形科植物兴安白芷、川白芷、杭白芷等的干燥根。

别　　名：香白芷、杭白芷。

处方用名：白芷、香白芷、祁白芷、杭白芷、川白芷。

用法用量：水煎服，常用量为 3 ~ 10 克；或入丸、散，适量。

产地采收

主产于河北、河南、四川、浙江等地。二月、八月采根，曝干。以条粗壮、体重、质硬、粉性足、香气浓为佳品；条细小、体轻、香气淡者质量较次。

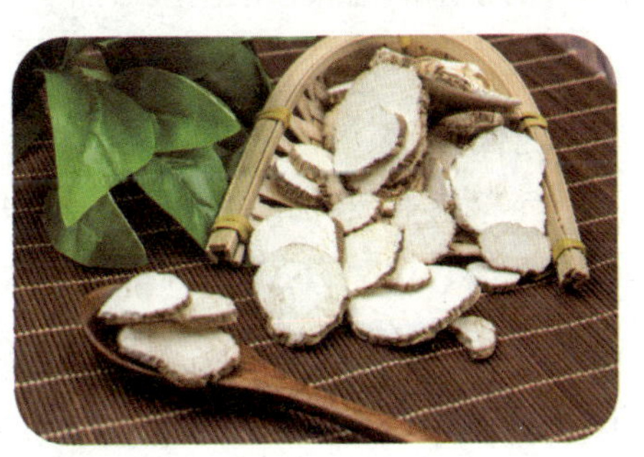

炮制研究

白芷历史上曾有焙、炒、蒸等多种加工炮制方法，但目前已不再使

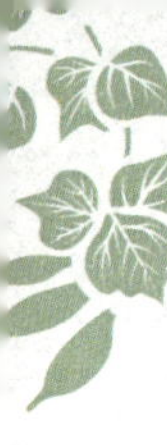

用，被硫黄烟熏所取代。大量相关报道均发现白芷熏硫后香豆素及挥发油的含量大大下降，最大时可达70%以上。有研究发现采用直接晒干能最大有效保存香豆素类成分，此外切片后晒干也能较好保存香豆素类成分。

性味归经

辛，温。归肺、胃经。

功能主治

具有解表，祛风燥湿，消肿排脓，止痛作用。用于外感风寒，头痛、鼻塞，能散风寒，止头痛，常与防风、羌活等配伍应用，如九味羌活汤。用于阳明经头痛、眉棱骨痛、头风痛、齿痛，本品芳香上达，祛风止痛，单用即都梁丸，或与川芎、防风等配伍应用，如川芎茶调散。又为治鼻渊头痛的要药，常配伍苍耳、辛夷等药，如苍耳散；用于疮疡肿痛，未溃者能消散，已溃者能排脓，有消肿排脓、止痛之功，为外科常用之品。治乳痈常配伍瓜蒌、贝母、蒲公英等，以解毒散结消肿，治疮肿可配伍金银花、天花粉等。用于寒湿带下证，能燥湿止带，常与海螵蛸、白术、茯苓等配伍应用。若配伍清热除湿的黄柏、车前草等，亦可用于湿热带下证。此外，本品亦可用于皮肤风湿瘙痒症，能祛风止痒。

由于本品温燥，故阴虚血热者忌服。

现代研究

本品含有香豆素类，主要有氧化前胡素、欧前胡素、异欧前胡素、比克白芷醚、比克白芷素等，还含有挥发油、甾醇类化合物等，具有显著的解热、镇痛、抗炎作用。对大肠埃希菌、志贺菌属、伤寒杆菌、副伤寒杆菌、铜绿假单胞菌等多种类型的致病细菌及多种类型的癣菌都有一定的抑制作用。能抑制平滑肌痉挛，提高皮肤对紫外线的敏感性，加强紫外线对皮肤的作用。此外，尚有扩张血管、止血等作用。

常用单方

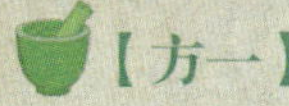【方一】

白芷适量

【用法】取上药，洗净晒干，研为细末，炼蜜丸如弹子大。每次嚼服1丸，以清茶或荆芥汤化下，每天2次。

【功能主治】祛风止痛。主治头风头痛、眩晕。

【疗效】据记载，本方对治疗眩晕、妇女产前产后伤风头痛皆有效验。

【来源】《历代无名医家验案》

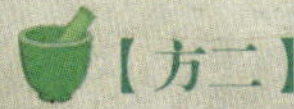【方二】

白芷30克

【用法】取上药，水煎。分2次服，每天1剂。

【功能主治】祛风止痛。主治后头痛。

【疗效】据空军衡阳医院外科报道，应用本方治疗73例，治愈69例，好转3例，无效1例。

【来源】《新医学》（1976）

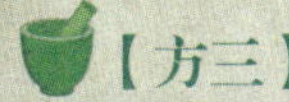【方三】

生白芷适量

【用法】取上药，研为细末。用黄酒调敷于患处，每天换药1次。

【功能主治】祛风消肿止痛。主治膝关节积水。症见膝关节肿胀，行走受限，或有疼痛，浮髌试验阳性。

【疗效】据钱焕祥报道，应用本方治疗本病有效，一般7～10天见效。

【来源】《浙江中医杂志》（1989）

08 苍耳子

来　　源：为菊科一年生草本植物苍耳的果实。

别　　名：野茄子、刺儿棵、疔疮草、粘粘葵。

处方用名：苍耳子、苍耳、炒苍耳子。

用法用量：水煎服，常用量 3 ~ 10 克；或入丸散，适量。

产地采收

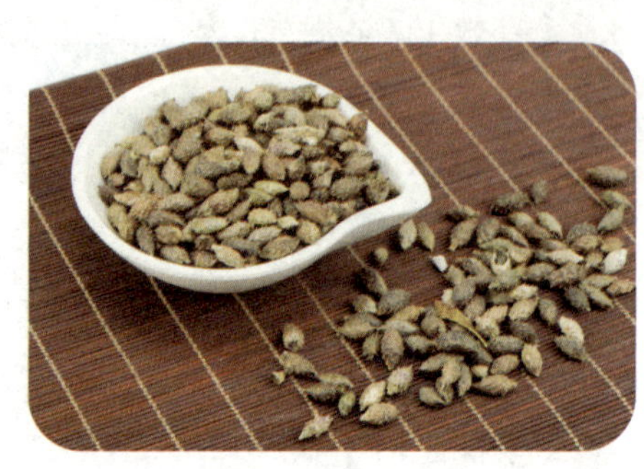

主产于山东、江西、江苏等地。9—10 月割取地上部分，打下果实，晒干，去刺，以粒大、饱满、色绿黄色者为佳品。

炮制研究

苍耳子多以炮制品入药，生品少用。苍耳子毒蛋白为其毒性成分之一，经水浸泡或加热处理，可降低毒性，如炒焦、炒炭后能破坏其毒性。有学者认为苍耳子药用必须炒至焦黄，使脂肪油中所含毒蛋白变性，凝固在细胞中不被溶出，而达到去毒目的。

性味归经

性温，味辛、苦。主归肺经。

功能主治

祛风除湿止痛、宣通鼻窍。为治风湿痹痛、鼻渊头痛之要药。可用于风寒湿痹、关节疼痛、痛无定处、四肢拘挛、活动不便等症。或用于治疗外感风寒所致头痛鼻塞、鼻渊流浊涕、不闻香臭、额窦疼痛者。本品性温善升，有散气耗血之弊，故气虚、血虚之头痛者忌服。

毒副作用

苍耳全株有毒，以果实毒性最大。临床上由于剂量过大而造成急性中毒或口服时间过长而造成体内慢性蓄积中毒。其有毒成分为苍术苷类，动物实验表明中毒后肝脏有退行性变性或坏死，肾脏曲管上皮浊肿，其中肝脏损害最严重，与四氯化碳损害相似，继发性脑水肿所致惊厥可能是死亡直接原因。临床误诊苍耳子中毒的病例不少，可引起中毒性肝炎，肾功能衰竭或并发阿斯综合征，严重者出现腹水，消化道出血等。

现代研究

现代研究表明，全草含苍耳甙、脂肪油、生物碱、维生素C和色素等。果实含脂肪油 9.2%，其中亚油酸 64.2%，棕榈酸 5.32%，含苍耳子苷 1.2%，树脂 3.3%。药理研究具有抗微生物，抗凝血，免疫抑制，抗氧化物以及抗炎与镇痛作用等，临床上用于治疗鼻渊流涕，腰腿痛，慢性气管炎，荨麻疹，泌尿系统感染和腮腺炎等。对金黄色葡萄球菌、乙型溶血性链球菌、肺炎链球菌和红色毛癣菌有抑制作用。可扩张血管，其煎剂对离体动物心脏有抑制作用，可使心律减慢，收缩力减弱，并有镇咳作用。

◎ 常用单方 ◎

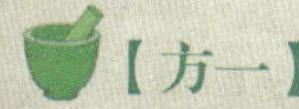

【方一】

苍耳草 60 克（干品 30 克）

【用法】 取上药，水煎服，每天 1 剂。

【功能主治】 疏风止血。主治功能性子宫出血。

【疗效】 据记载，应用本方治疗本病，轻者 3 ~ 5 天、重者 7 ~ 10 天即可见效。

【来源】《中药大辞典》

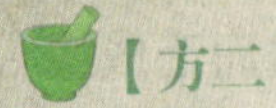

【方二】

苍耳子适量

【用法】取上药，研为细末，炼蜜为丸，每丸重3克，每次服1～2丸，每天3次。或制成苍耳子片，每片1.5克，每次2片，每天3次，连服2周。

【功能主治】疏风通窍。主治慢性副鼻窦炎。

【疗效】据王辉武等记载，应用本方治疗本病有效率在80%以上。

【来源】《中药新用》

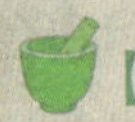

【方三】

鲜苍耳子100克

【用法】取上药，捣烂，水煎15分钟，去渣，打入鸡蛋2～3个于药液内煮熟。于疟疾发作前2小时将蛋与药液1次服下。

【功能主治】截疟。主治疟疾。

【疗效】据湖北中医学院报道，应用本方治疗24例，治愈21例，复发3例，再服2剂亦愈。

【来源】《中草药经验交流》（1970）

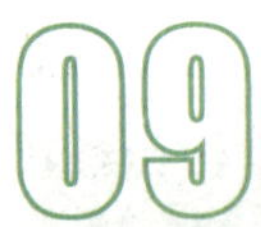

09 辛夷

来　　源：为木兰科植物望春花或武当玉兰的花蕾。

别　　名：木笔花、玉兰、房木、姜朴花、报春花等。

处方用名：辛夷、辛夷花、木笔花、春花。

用法用量：水煎服，3～6克；或入丸、散；外用适量，研末吹鼻或水浸、蒸馏滴鼻。

产地采收

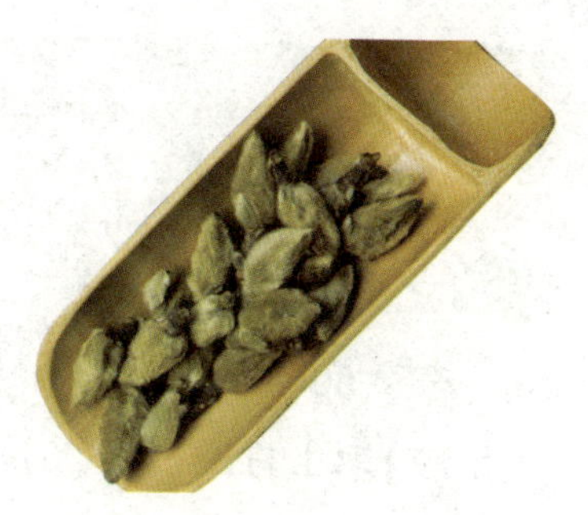

主产于河南、安徽、四川等地。冬末春初花未开放时采收，除去枝梗，阴干。以花蕾未开，身干，色绿，无枝梗者为佳。

炮制方法

辛夷从南北朝刘宋时代有煮制，唐代开始有去心及外毛、炙制和微炒等方法。近年来有炒制、药汁制、生用等炮制方法。

性味归经

辛、苦，温。归肺经。

功能主治

发散风寒、宣通鼻窍。虽有辛散之性，但解表作用并不明显，尤为医治风寒感冒引起的鼻塞、鼻渊的要药。多用于外感风寒，发热、恶寒无汗、头痛、鼻塞流涕、苔薄白、脉浮紧等症。或用于风寒犯肺所致的鼻渊，不闻香臭、鼻流清涕；或肺热所致的鼻渊，鼻塞、浊涕不止、色黄腥臭。

本品多服能令人头昏目赤，故剂量不宜过大。阴虚火旺者忌服。

现代研究

现代研究表明，本品含挥发油2.86%，主要成分为松油二环烯、桉油精、柑醛等。此外还有松树脂二甲醚、望春花素和木素等木脂体成分。具有抗变态反应作用。能扩张血管，对微血管扩张尤为明显。有一定的降压作用。具有抗微生物作用。体外试验对肿瘤细胞有抑制作用，抑制率在50%～70%。此外还有麻醉作用和兴奋子宫的作用，已孕子宫比未孕子宫更为敏感。

◎ 常用单方 ◎

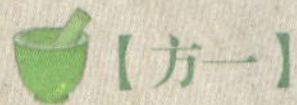

【方一】

辛夷 50 克

【用法】取上药，研碎，用浓度是 75% 的乙醇浸泡 3 天，然后过滤，滤液加热蒸发浓缩成黏稠状浸膏，将此浸膏与 20 克无水羊毛脂混合均匀，再加凡士林 100 克调匀即成辛夷浸膏。用时将此膏均匀地涂于凡士林纱条上，或直接做成辛夷浸膏油纱条，填入鼻腔内，放置 2 ~ 3 小时后取出，每天或隔天 1 次，10 次为 1 个疗程。

【功能主治】祛风通窍。主治肥大性鼻炎。

【疗效】据阎承先等报道，应用本方治疗 100 例，痊愈 44 例，好转 44 例，无效 12 例。一般用药 4 ~ 5 次后鼻通气改善。

【来源】《天津医药杂志》（1961）

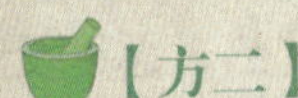

【方二】

辛夷花 3 克

【用法】上药用开水冲泡后频饮，每天 1 ~ 2 剂。

【功能主治】祛风通窍。主治过敏性鼻炎。

【疗效】治疗 120 例，痊愈 67 例，显效 67 例，好转 18 例，无效 6 例。

【来源】《中药通报》（1985）

10 生姜

来　　源：为姜科植物姜的鲜根茎。

处方用名：生姜（用新鲜者）。

用法用量：内服，煎汤，3～9克；或捣汁。外用，捣敷，擦患处或炒热熨。

产地采收

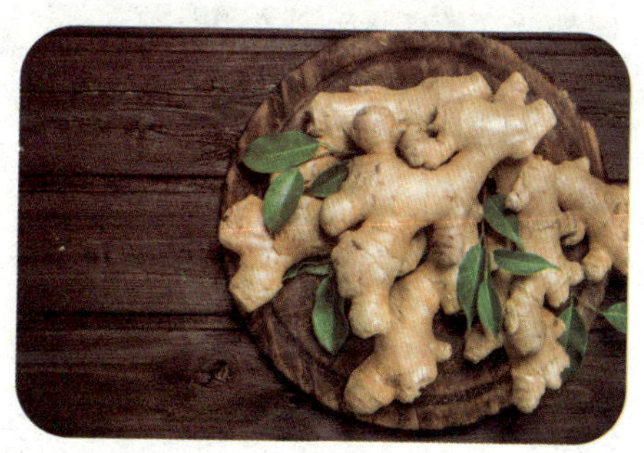

全国大部分地区有栽培。主产四川、广东、山东、陕西等地。夏季采挖，除去茎叶及须根，洗净泥土。以块大、丰满、质嫩者为佳。

炮制研究

临床上除生用外，还有煨姜。煨姜性味辛温具有和中止呕的功用，适用于脾胃不和、恶心呕吐等症。《本草纲目》记载“生用发散，熟用和中”。

性味归经

辛，微温。归肺、脾、胃经。

功能主治

发汗解表、温中止呕、解毒。用于风寒感冒、发热、恶寒、胃寒呕吐、胃热呕吐、中鱼蟹毒、呕吐腹泻等症。生姜能解鱼蟹毒，单用或配紫苏同用。此外，生姜又能解生半夏、生南星之毒，煎汤饮服，可用于中半夏、南星毒引起的喉哑舌肿麻木等症。

注意事项：阴虚内热者忌服。

现代研究

现代研究表明，本品含挥发油，油中主要为姜醇、姜烯、水芹烯、柠檬醛、芳香醇、甲基庚烯酮、壬醛、α-龙脑等，尚含辣味成分姜辣素。生姜能促进消化液分泌，有增进饮食作用；有镇吐、镇痛、抗炎消肿作用；醇提物能兴奋血管运动中枢、呼吸中枢、心脏；正常人嚼生姜，可升高血压；对伤寒杆菌、霍乱弧菌、堇色毛癣菌、阴道滴虫均有不同程度的抑杀作用。最近有报告说：生姜能调节人体前列腺素的水平。

常用单方

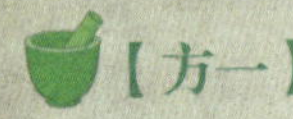

【方一】

鲜生姜适量

【用法】取新鲜多汁的生姜1块，洗净，切成薄片。用时取生姜片放入口中咀嚼，边嚼边咽姜汁，一般嚼1～3片后呃逆可止。伴有急性口腔炎、咽喉炎者慎用。

【功能主治】温胃止呃。主治呃逆。

【疗效】据吕秉义报道，应用本方治疗30例，均获良效。

【来源】《新中医》（1985）

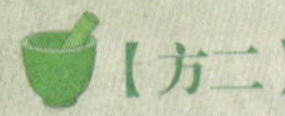

【方二】

鲜生姜适量

【用法】取上药3块如鸡蛋黄大，去皮，切碎，放鸡蛋1个搅拌均匀，再放入油中煎成黄色。趁热吃，每天晨起1次，7天为1个疗程。

【功能主治】温肺散寒、止咳平喘。主治咳喘。

【疗效】据刘同贤报道，应用本方治疗本病有效。

【来源】《中医函授通讯》（1991）

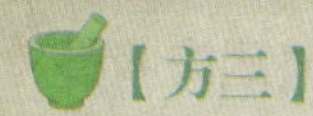

【方三】

生姜适量

【用法】取上药，捣烂榨汁。用药棉蘸姜汁敷于患处，灼伤轻者，敷药1次即可。严重者可用姜汁纱布湿敷24～48小时，创面干洁后自行结痂，脱落痊愈。

【功能主治】消炎退肿止痛。主治水、火烫伤。

【疗效】据蔡良平报道，应用本方治疗近500例，均获满意疗效。一般能立即止痛，已起疱红肿者，能消炎退肿，消水疱；水疱已破者，敷之亦无刺激。又据崔南样报道，应用本方治疗19例，亦获痊愈。

【来源】《新中医》（1984）

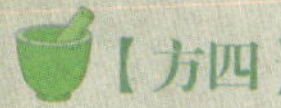

【方四】

鲜生姜120克

【用法】取上药，磨碎，开水淬汁，用姜汁调蜂蜜120毫升。1次顿服，或在半小时内频频服完；小儿酌减，每天1～2次。

【功能主治】驱蛔止痛。主治蛔虫性肠梗阻。

【疗效】据李育章报道，应用本方治疗64例，总有效率为96.8%，有效驱蛔率为61.3%。

【来源】《湖南医药杂志》（1981）

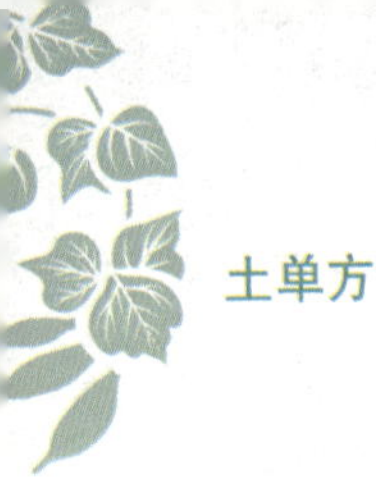

二、发散风热药与土单方

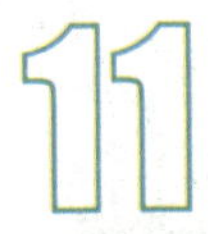

11 薄荷

来　　源：本品为唇形科植物薄荷的茎叶。

别　　名：蕃荷菜、菝蔺、吴菝蔺、南薄荷、升阳菜等。

处方用名：薄荷、薄荷叶、苏薄荷。

用法用量：内服，煎汤（不宜久煎），3 ~ 6克；或入丸、散。外用，捣汁或煎汁涂。

产地采收

生于小溪沟边、路旁及山野湿地，或为栽培。全国大部分地区均产，主产江苏、浙江、江西。大部分产区每年收割2次，第1次（头刀）在小暑至大暑间。第2次（二刀）于寒露至霜降间，割取全草，晒干。以身干、无根、叶多、色绿、气味浓者为佳。

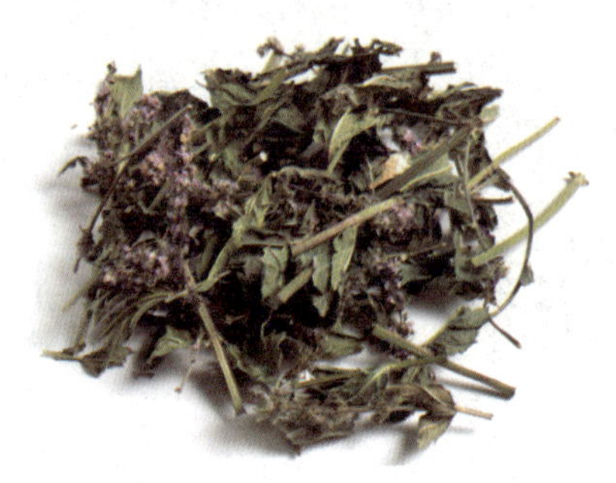

炮制研究

拣净杂质，除去残根，先将叶抖下另放，然后将茎喷洒清水，润透后切段，晒干，再与叶和匀。

性味归经

辛，凉。归肺、肝经。

功能主治

疏散风热，清利头目，利咽，透疹，疏肝解郁。多用于外感风热，表现为发热恶寒、口渴、舌红、脉浮数，或有头痛者。或用于风热、肝火上扰所致眩晕、目赤肿痛、烂弦风眼、痒涩多泪及咽痛喉肿、声嘶音哑者。亦可用于肝郁气滞之胁痛。此外，还能解鱼蟹毒。

本品芳香辛散，发汗耗气，故体虚多汗者，不宜使用。

现代研究

本品主含挥发油。油的主要成分为薄荷醇以及薄荷酮、异薄荷酮等。薄荷油内服通过兴奋中枢神经系统，使皮肤毛细血管扩张，促进汗腺分泌，增加散热，而起到发汗解热作用；薄荷油能抑制胃肠平滑肌收缩，能对抗乙酰胆碱而呈现解痉作用；薄荷油能促进呼吸道腺体分泌而对呼吸道炎症有治疗作用；体外试验薄荷煎剂对单纯性疱疹病毒、森林脑炎病毒、流行性腮腺炎病毒有抑制作用，对金黄色葡萄球菌、白色葡萄球菌、甲型溶血性链球菌、乙型溶血性链球菌、卡他球菌、肠炎球菌、福氏志贺菌、炭疽杆菌、白喉棒状杆菌、伤寒杆菌、铜绿假单胞杆菌、大肠埃希菌等有抑菌作用；薄荷油外用，能刺激神经末梢的冷感受器而产生冷感，并反射性地造成深部组织血管的变化而起到消炎、止痛、止痒作用。此外，尚有健胃、解痉、利胆和抗早孕作用。

常用单方

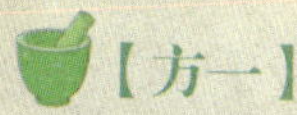

【方一】

薄荷油适量

【用法】取上药，涂搽患处，每天 2 ~ 3 次。

【功能主治】散结消瘤。主治肉瘤。

【疗效】据王金学报道，应用本方治疗 11 例，经 20 ~ 45 天后均获满意疗效。

【来源】《湖北中医杂志》（1982）

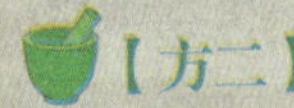
【方二】

薄荷 15 克

【用法】取上药，与桂圆 6 粒一起煎服，每天 2 次，依出疹轻重情况连服 2 ~ 4 周。

【功能主治】疏风止痒。主治慢性荨麻疹。

【疗效】据章杏仙报道，应用本方治疗 40 例，显效 32 例，好转 4 例，无效 4 例。

【来源】《福建医药杂志》（1980）

12 葛根

来　　源：葛根为豆科多年生落叶藤本植物葛的干燥根。

别　　名：干葛、甘葛、粉葛、葛麻茹、黄葛藤、野扁葛等。

处方用名：葛根、粉葛根、干葛根、煨葛根。

用法用量：煎服，10 ~ 15 克。外用捣敷。

产地采收

生于山坡草丛中或路旁及较阴湿的地方。全国大部地区有产，主产河南、湖南、浙江、四川等地。春、秋采挖，洗净，除去外皮，切片，晒干或烘干。以块肥大、质坚实、色白、粉性足、纤维性少者为佳；质松、色黄、无粉性、纤维性多者质次。

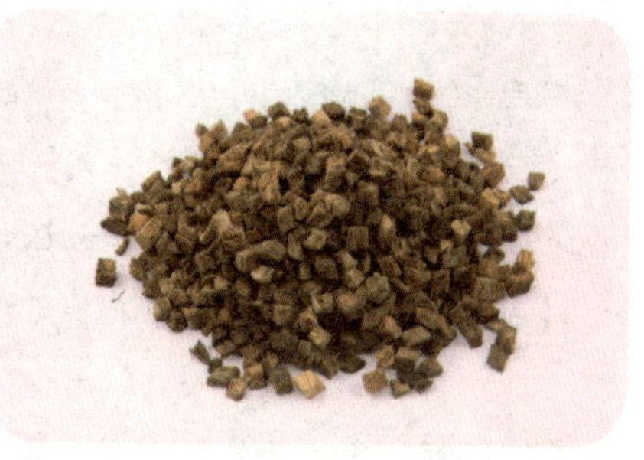

性味归经

甘、辛，凉。归脾、胃经。

功能主治

解肌退热，透发麻疹，生津止渴，升阳止泻。治伤寒、温热头痛项强，烦热消渴，泄泻，痢疾，斑疹不透，高血压，心绞痛，耳聋。

现代研究

本品主要含黄酮类物质，大豆素、大豆苷，还有大豆素-4，7-二葡萄糖苷、葛根素、葛根素-7-木糖苷，葛根醇、葛根藤素及异黄酮苷和淀粉。葛根能扩张冠脉血管和脑血管，增加冠脉血流量和脑血流量；葛根总黄酮能降低心肌耗氧量，增加氧供应；葛根能直接扩张血管，使外周阻力下降，而有明显降压作用，能较好缓解高血压病人的“项紧”症状。葛根素能抑制血小板凝集；葛根有广泛的β-受体阻滞作用；黄豆苷元对小鼠离体肠管有明显解痉作用，能对抗乙酰胆碱所致的肠管痉挛；葛根还具有明显解热作用，并有轻微降血糖作用。

◎ 常用单方 ◎

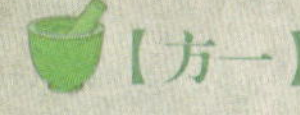

【方一】

葛根 10～15 克

【用法】取上药，水煎。分 2 次口服，每天 1 剂，连用 2 ~ 8 周为 1 个疗程。

【功能主治】原发性高血压。

【疗效】据中国医学科学院药物研究所报道，应用本方治疗伴有颈

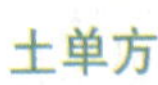

项强痛的高血压病92例，解除颈项强痛症状的有效率为90%。多数患者在用药第1周即起作用，可持续1～2周。有些病人停药3～9个月不复发，但本方的降血压作用不明显。

【来源】《医学研究通讯》（1972）

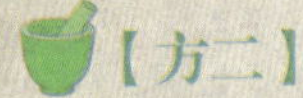

【方二】

葛根100克

【用法】取上药，加水浓煎。先热敷患处30分钟，后浸洗患处。

【功能主治】活血消肿止痛。主治跌打损伤。

【疗效】据王金学报道，应用本方治疗8例，皆获良效。认为葛根具有活血、消除局部炎症的作用。

【来源】《新中医》（1984）

13 牛蒡子

来　　源：本品为菊科植物牛蒡的成熟果实。

别　　名：鼠粘草、夜叉头、蒡翁菜、便牵牛、饿死囊中草、象耳朵、老母猪耳朵、疙瘩菜、老鼠愁、鼠见愁等。

处方用名：牛蒡子、大力子、鼠粘子、熟牛蒡、炒牛蒡。

用法用量：内服，煎汤，5～10克；或入散剂。外用，煎水含漱。

产地采收

主产河北、吉林、辽宁、浙江、黑龙江等地。此外，四川、河南、湖北、陕西等地亦产。以东北产量较大，浙江所产品质较优。一般8—9月果实成熟时，分批采集。晒干，打出果实，除去杂质，再晒至全干。以粒大、饱满、外皮灰褐色者佳。

炮制研究

生用或炒黄用。牛蒡子成熟于秋天，因得天地之凉气而具有寒凉之性，炒制后可减低其寒滑之弊，缓和药性，无损中焦阳气，并具有特异香气，可增强药效。

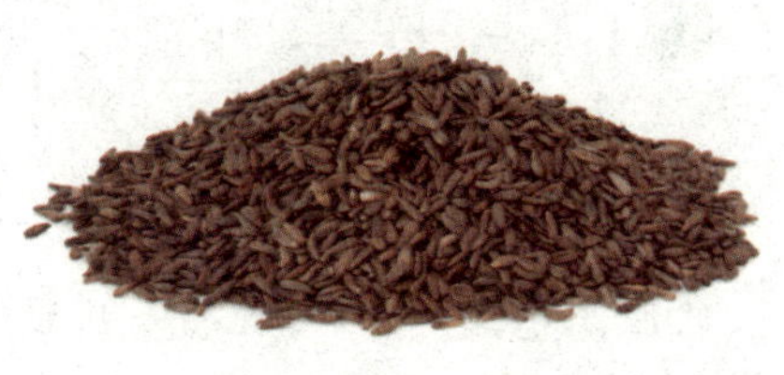

性味归经

辛、苦，寒。归肺、胃经。

功能主治

疏散风热，祛痰止咳，清热解毒。用于外感风热，咽喉红肿疼痛，临床应用以风热表证兼有咽喉肿痛者为宜；用于麻疹透发不畅：牛蒡子散风热而透疹，对麻疹初起、疹出不畅者，往往配升麻、葛根、蝉蜕、薄荷等同用；此外，用于咳嗽咯痰不畅及疮痈肿痛等症。

由于本品性寒滑利，能滑肠通便，故脾虚腹泻者忌用；痈疽已溃、脓水清稀者也不宜应用。

毒副作用

牛蒡子提物毒性较小，牛蒡子苷能引起蛙、小鼠和兔强直性厥，呼吸细弱，随后运动消失，最后转入麻痹状态。牛蒡子炮制后毒性较小，未炮制的毒性较大。此外有服用牛蒡子致过敏反应的相关报道。

现代研究

本品含牛蒡子苷、脂肪油、维生素A及生物碱等。牛蒡子煎剂对肺炎球菌有显著抗菌作用；水浸剂对多种致病性皮肤真菌有不同程度的抑制作用；牛蒡子有解热、利尿作用；最近发现牛蒡子有抗肿瘤作用，其粗提取物呈选择毒性，较低量就可以抑制癌细胞增殖，使肿瘤细胞向正常细胞接近，可能成为强有力的抗癌生药。

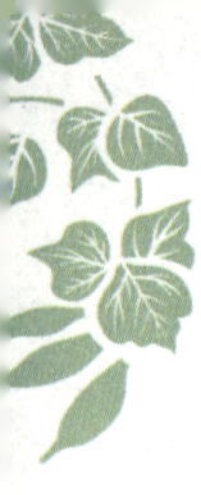

常用单方

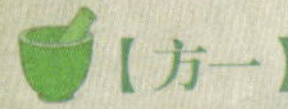【方一】

牛蒡子适量

【用法】取上药，炒熟，研成细粉，过筛储存备用。2～5岁儿童每次服1克，5～9岁儿童每次服1.5克，10～15岁儿童每次服2克，成人每次服3克。每天3次，饭后用温开水送服，共服2天。流行期间，除服药预防外，仍应注意控制传染源，切断传播途径等。

【功能主治】疏风清热解毒。主治猩红热。

【疗效】据记载，应用本方预防猩红热，经临床观察344例，发病者7例；服药后12天内未发病者337例，占98%。一般在接触病者3天内服药预防效果较佳，6天后服药预防效果不佳。如再次接触病者需重新再服1次。服药中未发现不良反应。

【来源】《中药大辞典》

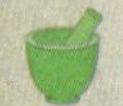【方二】

炒牛蒡子200克

【用法】炒牛蒡子200克，研细末去皮，每天3次内服，每次3～5克。

【功能主治】疏散风热，解毒散结。治疗扁平疣。

【疗效】治疗14例扁平疣患者均获痊愈。

【来源】《四川中医》（1999）

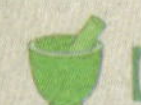【方三】

牛蒡子适量

用法：将牛蒡子粉碎，过80目药筛备用，使用前将牛蒡子粉经微波炉灭菌加温至熟，用食用包装纸分装成小袋，每小袋3克，储藏备用。治疗时用牛蒡子冲剂治疗，3～6岁每次1/2～2/3袋，7～13岁每次2/3～1袋，每天2～3次；温开水冲服或吞服，也可加糖冲服或拌服。5天为1个疗程，1个疗程不愈者可连用2～3个疗程。

【功能主治】 疏散风热、消炎排脓。治疗小儿慢性鼻窦炎。

【疗效】 治疗48例，1个疗程痊愈10例（20.83%），显效13例（27.08%），有效25例（52.08%），无效0例。1个疗程痊愈显效率为47.12%，总有效率为100%。1个疗程未愈病例经2～3个疗程治疗，多获痊愈或显效，只有2例仍感觉有少许黏稠鼻涕未排尽，随着脓性鼻涕消失，慢性咳嗽及咯痰均自然消失。

【来源】《交通医学》（2003）

14 蝉蜕

来　　源： 为蝉科昆虫黑蚱羽化后的蜕壳。

别　　名： 蜩甲、蝉壳、伏蜟、枯蝉、蜩蟟退皮、蝉退壳、金牛儿、蝉退、蝉衣、催米虫壳、了皮等。

处方用名： 蝉蜕、蝉退、蝉衣、蝉壳。

用法用量： 煎服，3～10克，或单味研末冲服。一般病症用量宜小，止痉则需大量。

产地采收

主产山东、河南、河北、湖北、江苏、四川等地，以山东产量较大。夏季采收，去净泥土，晒干。以色黄、体轻、完整、无泥沙者为佳。

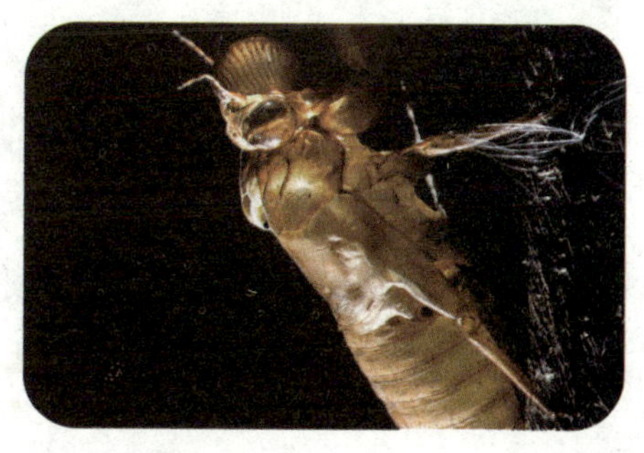

炮制研究

拣去杂质，洗净晒干。

性味归经

甘，寒。归肺、肝经。

功能主治

疏散风热，透疹止痒，明目退翳，止痉。用于风热感冒，咽痛音哑。本品甘寒清热，质轻上浮，长于疏散肺经风热，宣肺疗哑，故可用治风热感冒或温病初起、麻疹不透、风疹瘙痒、目赤翳障、惊痫夜啼，破伤风证等。

《别录》有“主妇人生子不下”的记载，故孕妇当慎用。

现代研究

本品含大量甲壳质和蛋白质、氨基酸、有机酸等。蝉蜕具有抗惊厥作用，其酒剂能使实验性破伤风家兔的平均存活期延长，可减轻家兔已形成的破伤风惊厥，蝉蜕能对抗士的宁、可卡因、菸碱等中枢兴奋药引起的小鼠惊厥死亡，抗惊厥作用蝉蜕的身较头足强；蝉蜕能抑制小白鼠的自发活动，能协同环己巴比妥钠的麻醉作用而表现有镇静作用；蝉蜕尚有解热作用，其中蝉蜕头足较身部的解热作用强。

常用单方

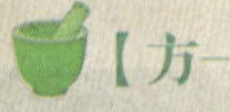

【方一】蝉蜕适量

【用法】取上药，放在阳光下晒干，研成极细粉，贮存于瓶中防潮备用。用时嘱病人侧卧，以 1∶5 000 高锰酸钾液清洗直肠脱出之黏膜处，然后把蝉蜕粉撒于该处。一般休息片刻后即可回缩，每天 1 次。如 1 次不愈，可连续用 5 次。

【功能主治】收涩固脱。主治脱肛。

【疗效】据郑锋报道，应用本方治疗 15 例，疗效满意。

【来源】《新中医》（1980）

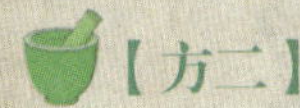

【方二】

蝉蜕适量

【用法】取上药，去头足，焙干后研成细末。成人每天 2 次，每次 45 ~ 60 克，用黄酒 90 ~ 120 毫升调成稀糊状，口服或经胃管注入。新生儿用 5 ~ 6 克，黄酒 10 ~ 15 毫升，入稀粥内调成稀糊状，做 1 次或数次喂之。儿童用量按年龄增减。在整个治疗过程中蝉蜕末用量随痉挛症状缓解而递减。

【功能主治】息风止痉。主治破伤风。

【疗效】据王明琛报道，应用本方治疗 8 例，均于 7 ~ 17 天内痊愈，无 1 例使用过破伤风抗毒血清。

【来源】《陕西中医》（1985）

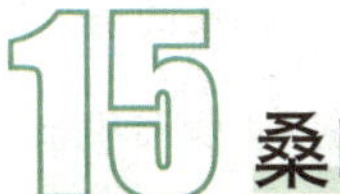

15 桑叶

来　　源：为桑科落叶乔木植物桑树的叶。

别　　名：铁扇子、桑叶、冬桑叶等。

处方用名：桑叶、冬桑叶、经霜桑叶、晚桑叶、老桑叶、炙桑叶。

用法用量：煎服，5 ~ 10 克；或入丸散。外用煎水洗眼。

产地采收

全国大部分地区均产，以南部育蚕区产量较大。10—11 月间霜后采收，

除去杂质，晒干。以叶片完整、大而厚、色黄绿、质脆、无杂质者为佳。

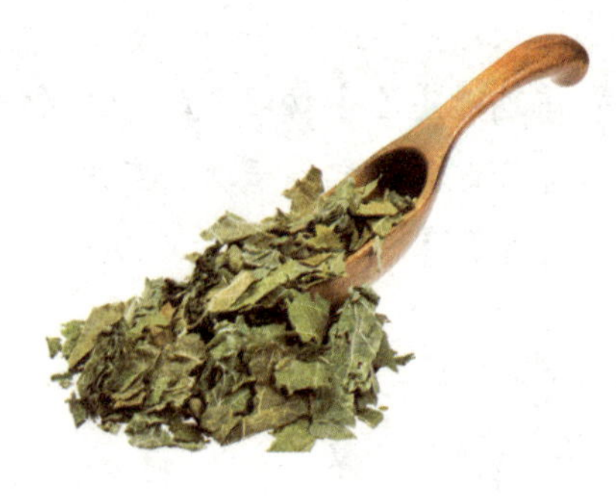

炮制研究

生用或蜜炙用。桑叶蜜制能增强润肺止咳的作用，故肺燥咳嗽多用蜜制桑叶。

性味归经

苦、甘，寒。归肺、肝经。

功能主治

疏散风热，清肺润燥，平肝明目。用于风热感冒、头痛咳嗽、肺热燥咳、肝阳眩晕、目赤昏花等。此外，本品甘寒，尚能凉血止血，还可用治血热妄行吐血、衄血之证，可单用，或配其他止血药同用。

现代研究

本品含脱皮固酮、芸香苷、桑苷、槲皮素、异槲皮素、东莨菪素、东莨菪苷等。鲜桑叶煎剂体外试验对金黄色葡萄球菌、乙型溶血性链球菌等多种致病菌有抑制作用，煎剂有抑制钩端螺旋体的作用；对多种原因引起的动物高血糖症均有降糖作用，所含脱皮固酮能促进葡萄糖转化为糖原，但不影响正常动物的血糖水平；脱皮激素还能降低血脂水平。

◎ 常用单方 ◎

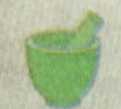【方一】

桑叶适量

【用法】取上药，研成极细粉。每次 9 克，用米汤送下，每天 1 剂，连服3～5剂。

【功能主治】固涩敛汗。主治盗汗。

【疗效】据魏龙骧报道，应用本方治疗顽固性夜间出汗，均获满意疗效。

【来源】《新医药学杂志》（1978）

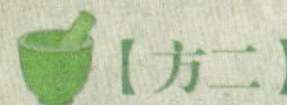

经霜桑叶适量

【用法】取上药，用清水洗净，晾干，每1 000克加水4 000毫升，在水浴锅内煮沸30分钟，取汁用双层纱布过滤，然后向过滤液内加沸水至4 000毫升，静置4小时，将澄清液置水浴锅内煮沸后，加0.04%羟苯乙酯再煮沸10分钟，冷却装瓶，灭菌后备用。每天服600毫升，分3次服，连服1个月为1个疗程。

【功能主治】分清别浊、收涩固精。主治乳糜尿。

【疗效】据王培义等报道，应用本方治疗46例，服用1～6个疗程后，有效率为93.48%，其中治愈率为82.61%，好转率为10.87%。

【来源】《山东中医杂志》（1991）

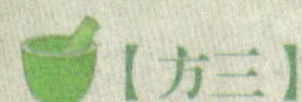

鲜桑叶适量

【用法】取上药数片，洗净后，捣烂取汁。每次滴耳1～2滴，每天3次。

【功能主治】抗菌消炎。主治化脓性中耳炎。

【疗效】据朱培忠等报道，应用本方治疗本病有效，一般2～3天即愈。

【来源】《四川中医》（1985）

16 菊花

来　　源：本品为菊科多年生草本植物菊的头状花序。

别　　名：节华、金精、甘菊、真菊、金蕊、家菊、馒头菊、簪头菊、甜菊花、药菊等。

处方用名：菊花、白菊花、甘菊花、滁菊花、亳菊花、杭白菊、黄菊花、杭菊花。

用法用量：煎服，10 ~ 15 克。

产地采收

由于产地、花色及加工方法的不同，又分为白菊花、杭菊花、滁菊花。主产于浙江、安徽、河南和四川等省。花期采收，阴干生用。以花朵完整、颜色鲜艳、气清香、无杂质者为佳。

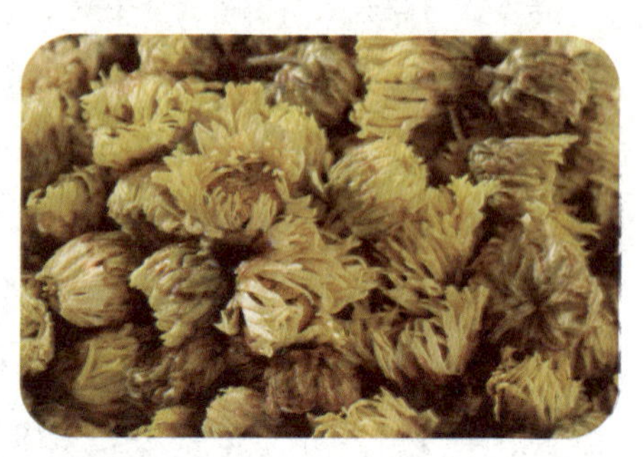

炮制研究

菊花一般生用。炮制方法：拣净叶梗、花柄及泥屑杂质。

性味归经

辛、甘、苦，微寒。归肺、肝经。

功能主治

疏散风热，平肝明目，清热解毒。用于风热感冒、发热头痛、目赤昏花、眩晕惊风、疔疮肿毒等。

现代研究

本品含挥发油，油中为龙脑、樟脑、菊油环酮等，此外，尚含有菊苷、腺嘌呤、胆碱、水苏碱、微量维生素A、氨基酸及刺槐素等。1∶1～1∶5菊花水浸剂或煎剂，对金黄色葡萄球菌、多种致病性杆菌及皮肤真菌均有一定抗菌作用；高浓度时，对流感病毒PR3和钩端螺旋体也有抑制作用。菊花制剂有扩张冠状动脉，增加冠脉血流量，提高心肌耗氧量的作用，并具有降压作用，还能抑制毛细血管通透性而有抗炎作用；菊花浸膏灌胃，对人工发热家兔有解热作用。

常用单方

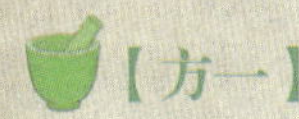

【方一】

杭菊花适量

【用法】每天取上药20克，用开水1 000毫升冲泡，分3次饮用，连服2个月为1个疗程。或代茶长年饮用。

【功能主治】平肝清热、疏风止痛。主治偏头痛、失眠。

【疗效】据刘炳风报道，应用本方治疗32例，治愈23例，有效9例。显效时间最短半个月，最长2个月。有6例坚持每天代茶饮用，治愈了多年的失眠症，有3例病人的高血压好转。

【来源】《河南中医》（1995）

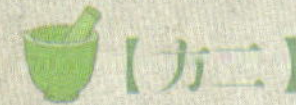

【方二】

白菊花300克

【用法】取上药水煎2次，将药液合并浓缩至500毫升。每次服25毫升，每天2次，2个月为1个疗程。

【功能主治】扩张冠状动脉降血压。主治：冠心病、心绞痛。症见心悸、胸闷，甚则心前区疼痛、心慌气急、头晕头痛、四肢麻木等。

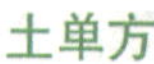

【疗效】据王辉武等记载，应用本方治疗 61 例，缓解心绞痛的总有效率为 80%，改善心电图的总有效率为 45.09%，有 2/3 的病人于 20 天内心绞痛缓解或消失。30 例合并高血压的患者，有 19 例血压降低。

【来源】《中药新用》

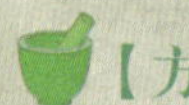【方三】

菊花 30 克

【用法】取上药，放入 30 度的白酒 100 毫升内，浸 3 天后去渣，浸出液可加适量开水、白糖顿服。每天 1 次，连服 3 天为 1 个疗程。停药观察 3 天，若无效再开始第 2 个疗程。

【功能主治】解毒消疣。主治寻常疣。

【疗效】据谢小琛报道，应用本方治疗数十例，疗效颇佳。

【来源】《福建中医药》（1985）

17 升麻

来　　源：本品为毛茛科多年生草本植物大三叶升麻或兴安升麻（北升麻）和升麻的根茎。

别　　名：周升麻、周麻、鸡骨升麻、鬼脸升麻、绿升麻等。

处方用名：升麻、川升麻、炙升麻。

用法用量：内服，煎汤，3 ~ 10 克；或入丸、散。外用，研末调敷，煎水含漱或淋洗。

产地采收

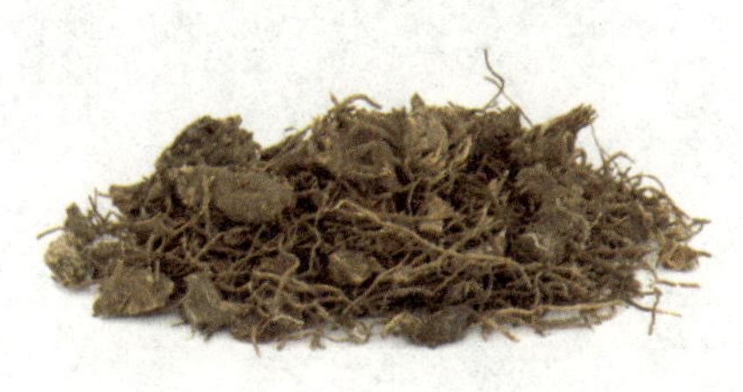

主产辽宁、吉林、黑龙江等地。广东、福建所产的广东升麻，为菊科植物麻花头的根，在当地亦习惯作升麻使用。春、秋采挖，除去地上茎苗和泥土，晒至须根干时，用火燎或用竹筐撞去须根，晒干。以个大、整齐、外皮黑色、无细根、断面灰色者为佳。

炮制研究

生用或蜜制用。生用主要用作发表透疹解毒，蜜制用则偏重升阳举陷。

性味归经

辛、甘，微寒。归肺、脾、胃、大肠经。

功能主治

发表透疹，清热解毒，升举阳气。用于风热头痛，麻疹不透，齿痛口疮，咽喉肿痛，气虚下陷，久泻脱肛，崩漏下血等。

麻疹已透，以及阴虚火旺，肝阳上亢，上盛下虚者，均当忌用。

现代研究

本品含升麻碱、水杨酸、咖啡酸、阿魏酸、鞣质等；兴安升麻含升麻苦味素、升麻吉醇、升麻吉醇木糖苷、北升麻醇、异阿魏酸、齿阿米素、齿阿米醇、升麻素、皂苷。升麻对结核杆菌、金黄色葡萄球菌、白色葡萄球菌和卡他球菌有中度抗菌作用；北升麻提取物具有解热、抗炎、镇痛、抗惊厥作用；升麻对氯乙酰胆碱、组织胺和氯化钡所致的肠管痉挛均有一定的抑制作用，还具有抑制心脏、减慢心律和降低血压作用。其生药与炭药均能缩短凝血时间。

常用单方

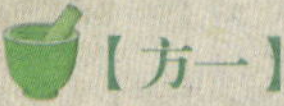

【方一】

升麻 4 克

【用法】取上药，研为细末，备用。再取鸡蛋 1 个，在其顶端钻一黄豆大圆孔，将药末从圆孔放入蛋内搅匀，取白纸一小张蘸水将孔盖严，口向上平放于蒸笼内蒸熟。去壳吃蛋，早晚各 1 次，10 天为 1 个疗程，1 个疗程结束后，停药 2 天再进行第 2 个疗程，第 3 个疗程完后判定疗效。服药期间忌重体力劳动及房事。

【功能主治】升举中气。主治子宫脱垂。

【疗效】据李治方报道，应用本方治疗 120 例，经 3 个疗程后治愈 104 例，显效 12 例，无效 4 例。

【来源】《四川中医》（1986）

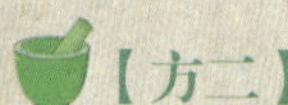

【方二】

升麻 30～50 克

【用法】取上药，浓煎取汁。用纱布蘸药液湿敷患处，要保持局部湿润。同时禁食生姜、大蒜、鱼、蛋等辛辣之品及发物。

【功能主治】清热解毒、消炎止痛。主治带状疱疹。

【疗效】据周熙东等报道，应用本方治疗数例，均在 3 ~ 5 天内痊愈。

【来源】《四川中医》（1988）

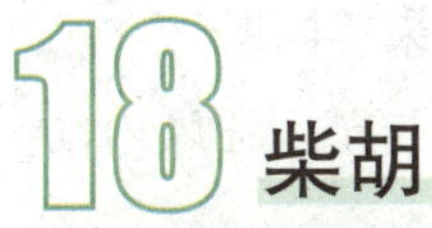

18 柴胡

来　　源：为伞形科多年生草本植物柴胡（北柴胡）和狭叶柴胡（南柴胡）的根或全草。

别　　名：地熏、茹草、柴草等。

处方用名：柴胡、北柴胡、硬柴胡、南柴胡、细柴胡、软柴胡、醋炒柴胡、鳖血炒柴胡。

用法用量：水煎服，3 ~ 10 克；或入丸、散。

产地采收

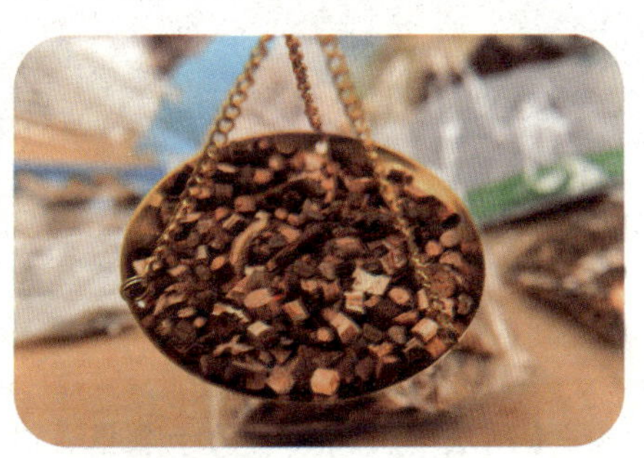

北柴胡主产于辽宁、甘肃、河北、河南等地；南柴胡主产于湖北、江苏、四川等地。春、秋挖取根部，去净茎苗、泥土，晒干。以根条粗长、皮细、支根少者为佳。

炮制研究

生用或醋炙用。和解退热宜生用，疏散肝郁宜醋炙，骨蒸痨热当用鳖血拌炒。

性味归经

苦、辛，微寒。归肝、胆经。

功能主治

疏散退热，疏肝解郁，升阳举陷。用于寒热往来，感冒发热；肝郁气滞，月经不调，胸胁疼痛；气虚下陷，久泻脱肛（善治气虚下陷，神倦发热，食少便溏，久泻脱肛，胃、子宫下垂等症）。另外，本品还可退热截

疟，又为治疗疟疾寒热的常用之品，常与黄芩、常山、草果等同用。

柴胡性升散，古人有“柴胡劫肝阴”之说，若肝阳上亢，肝风内动，阴虚火旺及气机上逆者忌用或慎用。

现代研究

柴胡根含α-菠菜甾醇、春福寿草醇及柴胡皂苷，另含挥发油等。狭叶柴胡根含皂苷、挥发油、柴胡醇、春福寿草醇、α-菠菜甾醇。柴胡具有镇静、安定、镇痛、解热、镇咳等广泛的中枢抑制作用；柴胡及其有效成分柴胡皂苷有抗炎作用；柴胡皂苷又有降低血浆胆固醇作用；柴胡有较好的抗脂肪肝、抗肝损伤、利胆、降转氨酶作用；柴胡煎剂对结核杆菌有抑制作用；柴胡挥发油还有抗感冒病毒作用，还有增强机体免疫的作用。

⊙ 常用单方 ⊙

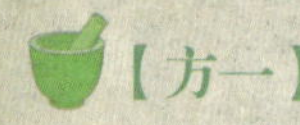

【方一】

柴胡注射液 2 毫升

【用法】用北柴胡的干燥根，以蒸馏法制成注射液，每安瓿 2 毫升，相当于原生药 2 克，备用。取上述柴胡注射液肌内注射，每次 2 毫升，每天 2 次。

【功能主治】解表退热。治疗上呼吸道感染。

【来源】《常用中药八百味精要》

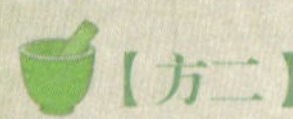

【方二】

柴胡注射液 2 毫升

【用法】柴胡注射液肌注（每毫升相当于含原生药 1 克），每次 2 毫升，每天 2 次（10 岁以上首剂 3 毫升）。

【功能主治】解表退热。治疗流行性腮腺炎。

【来源】《新中医》（1986）

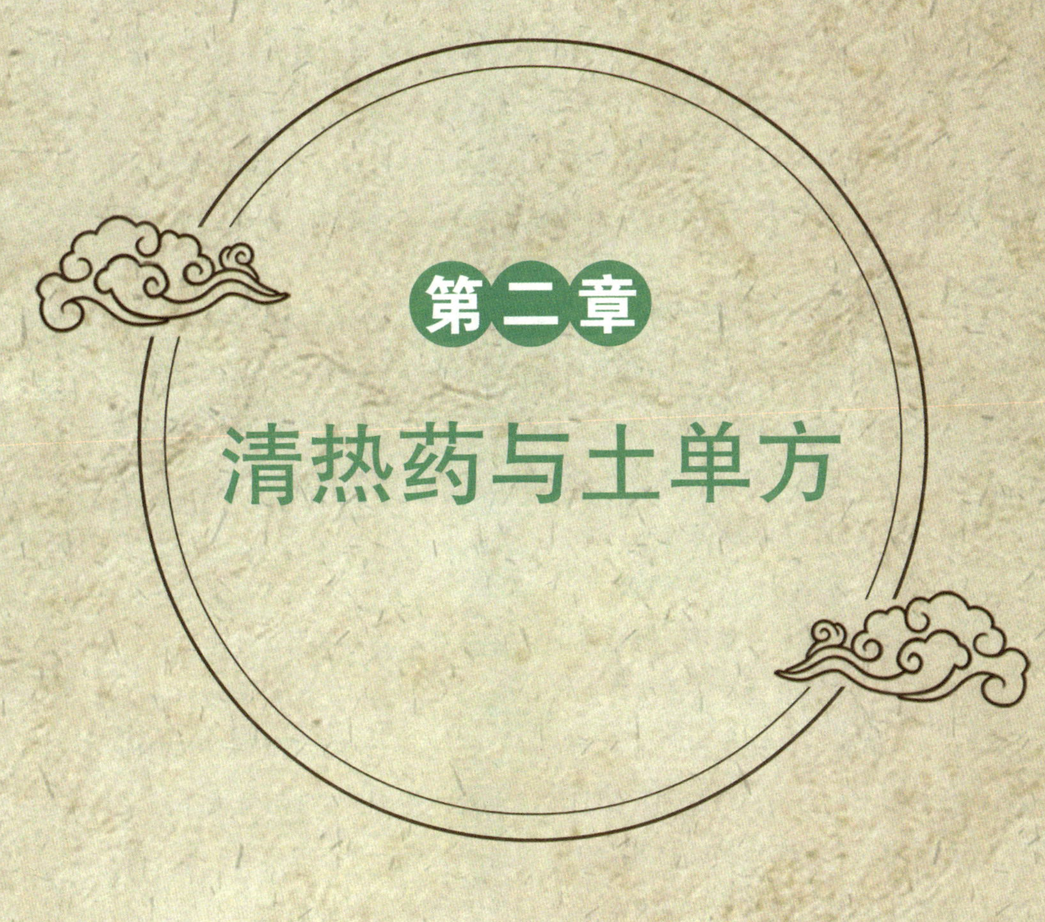

第二章

清热药与土单方

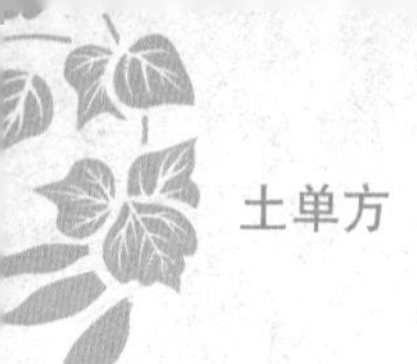

凡以清解里热为主要作用的药物，称为清热药。

清热药都是药性寒凉，主要用于热病高热、痢疾、痈肿疮毒以及目赤肿痛、咽喉肿痛等呈现各种里热症候，即是《黄帝内经》所说“热者寒之”的意义。根据各药的专长，分为下列五大类：

（一）清热泻火药：能清气分热，对气分实热症，有泄热的作用。

（二）清热燥湿药：药性寒凉，偏于苦燥，有清热化湿的作用，可用于湿热病症。

（三）清热凉血药：专入血分，能清血分热，对血分实热有凉血清热作用。

（四）清热解毒药：有清热解毒作用，常用于治疗各种热毒的病症。

（五）清虚热药：能清虚热、退骨蒸，常用于午后潮热，低热不退等症。

清热药性属寒凉，多服久服能损伤阳气，故对于阳气不足，或脾胃虚弱者须慎用，如遇真寒假热的症候，当忌用。

清热药应用注意事项：

1.清热药品种繁多，性能各异，在应用时必须根据热证类型及邪热所在部位，选择相适应的清热药进行治疗。

2.清热药又必须根据兼夹病症予以适当配伍，如表邪未尽里热又盛，可配解表药同用；湿热者可配利水渗湿药；热盛里实者可配攻下药；热盛动风者，可配息风药，热入心包、神志昏迷者，可配开窍药；血热妄行者可配止血药；邪热伤阴者可配养阴药等。此外，如里热气血两燔，又可清气凉血相兼同用。

3.清热药必须中病即止，不可多服久服，以免伤阳；苦寒燥湿药又可能伤阴，应予慎用。

4.清热药应用时，必须视病情轻重及药物质地，斟酌用量，并注意用法。

一、清热泻火药与土单方

01 石膏

来　　源：本品为硫酸盐类矿物硬石膏族石膏，主要含水硫酸钙。采挖后，除去泥沙及杂石。

别　　名：细理石、白虎等。

处方用名：生石膏、煅石膏。

用法用量：15 ~ 60 克，水煎服。入汤剂宜先煎。

产地采收

主产于湖北、安徽、甘肃、四川、山东等地。生石膏洗净，干燥，打碎，除去杂石，粉碎成粗粉。

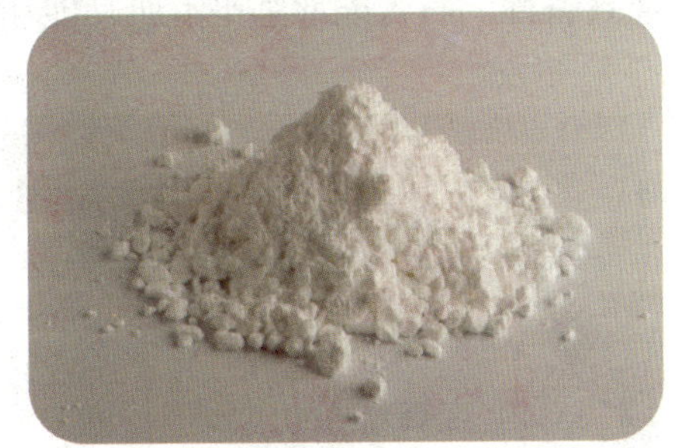

炮制研究

生石膏为含水硫酸钙，加热至 80 ℃～90 ℃开始失水，至 225 ℃时可全部脱水转化成为煅石膏，其物理性状等已不同于石膏，应属长石（硬石膏）的性状，但化学成分无变化。生、煅石膏粉末中无机元素含量以煅石膏为多，而水溶液中溶出的无机元素含量则以生石膏为高。溶出率随结晶水的减少而减少。生石膏能微溶于水，在盐酸溶液中溶解度增大，说明在体温和胃酸的情况下能增加石膏的溶解度。

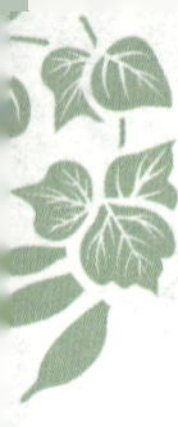

性味归经

甘、辛，大寒，归肺、胃经。

功能主治

清热泻火，除烦止渴。用于外感热病、高热烦渴、肺热喘咳、胃火亢盛、头痛、牙痛。脾胃虚寒及血虚、阴虚发热者忌服。

毒副作用

过敏反应：有个别病例用石膏绷带固定后出现接触性皮炎，皮肤有瘙痒及灼热感，并见弥漫性红斑及粟粒状丘疹。

现代研究

石膏有解热作用，小剂量对心脏有兴奋作用，大剂量有抑制作用。另外，石膏还有扩张血管和缩短血凝时间等作用。石膏能提高肌肉和外周神经兴奋性。石膏能增强平滑肌功能和提高机体的免疫能力。

⊙ 常用单方 ⊙

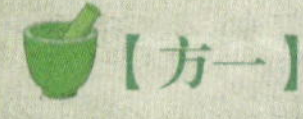

【方一】

生石膏粉 500 克

【用法】取上药，加桐油 150 毫升，盛于干净器皿内，反复搅拌，调和成面团状备用。确诊病人，可立即将桐油石膏调和剂直接敷于腹部。单纯性阑尾炎以麦氏点（即肚脐与骨盆右侧前突出点连线的中外 1/3 交界处）为中心敷药，敷药面应超过压痛范围以外 5 ~ 10 厘米；化脓性阑尾炎一般应超过压痛范围 5 ~ 10 厘米；形成弥漫性腹膜炎的病人，外敷范围上平剑突，两侧至腋中线，下至耻骨联合，敷药厚度均以 2 厘米为宜，敷药后用塑料薄膜及布料分层包裹。每 24 小时更换 1 次，连续使用，直至病人基本痊愈后，仍继续使用 3 ~ 5

天。敷药同时，可根据病情配合西药对症处理。

【功能主治】解毒消炎。主治阑尾炎。

【疗效】据董富银报道，应用本方治疗 220 例，有效率达 91%。

【来源】《中西医结合杂志》（1988）

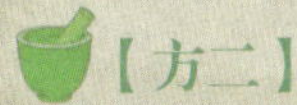

【方二】

生石膏 250 克

【用法】取上药，研为细末，加桐油 100 毫升，调成糊状。均匀地敷于患处，包扎，每天换药 1 次。如有溃破须将伤口抚平。换药时先用 15% 的温盐开水洗净患处。冬季桐油黏稠，需与生石膏粉多次搅拌，切勿加热融化，以免变质影响疗效和引起急性皮炎。

【功能主治】清热活血。主治血栓闭塞性脉管炎。

【疗效】据张樟进报道，应用本方治疗本病有效，对破溃者效果尤佳。

【来源】《上海中医药杂志》（1984）

02 栀子

来　　源：本品为茜草科植物栀子的干燥成熟果实。

处方用名：山栀、栀子、黄栀子、炒栀子、焦栀子、栀子炭。

用法用量：6 ~ 9 克水煎服。外用生品适量，研末调敷。

产地采收

主产于湖南、江西、湖北、浙江、福建等省。9—11 月果实成熟，呈红黄色时采收，除去果梗及杂质，蒸至上汽或置沸水中略烫，取出，干燥。

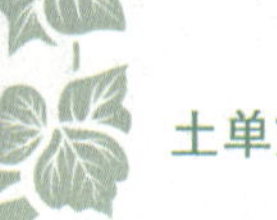

炮制研究

生品以泻火利湿凉血解毒力强。但栀子苦寒之性较强，易伤中气且对胃有一定的刺激性，脾胃虚弱者易致恶心，炒后可缓和苦寒之性消除副作用。炒栀子与焦栀子功用相似，均能清热除烦，炒栀子比焦栀子苦寒之性略强，一般热较盛者可用炒栀子，脾胃较虚弱者用焦栀子。栀子炭偏于凉血止血，多用于吐血、咯血、尿血、崩漏等出血症。

性味归经

苦、寒，归心、肺、三焦经。

功能主治

泻火除烦，清热利尿，凉血解毒。用于热病心烦、黄疸、尿赤、血淋涩痛、血热吐衄、目赤肿痛火毒疮疡；外治扭挫伤痛。焦栀子凉血止血，用于血热吐衄，尿血崩漏。脾虚便溏者忌服。

现代研究

栀子煎剂及醇提取液有利胆作用，能促进胆汁分泌并能降低血中胆红素，可促进血液中胆红素迅速排泄。对溶血性链球菌和皮肤真菌有抑制作用。此外，还有解热、镇痛、镇静、降压及止血作用。

⊙ 常用单方 ⊙

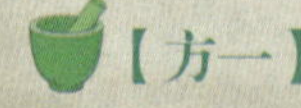

【方一】

生栀子 30～50 克

【用法】取上药，研为细末，用鸡蛋清 1 个，面粉和白酒适量，调成糊状。贴在扭伤部位，用草纸或棉垫、布料覆盖，绷带固定。于扭伤当天敷药后休息，次晨取掉，不必辅用其他疗法。

【功能主治】消肿止痛。主治扭、挫伤。

【疗效】据吕明珠报道，应用本方治疗 300 例，经 1 次治愈者 298 例，情况不详者 2 例。一般敷药次晨即可消肿止痛，个别病人局部留有少许瘀斑，数天后可自行消失。本方对陈旧性损伤治疗较差，2 ~ 5 天内扭伤者效果较佳。有骨折者当另作处理。

【来源】《四川中医》（1988）

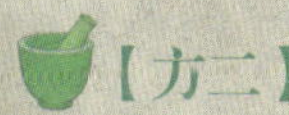

【方二】

生栀子 9 克

【用法】取上药，研碎，浸入 70％的乙醇溶液或白酒中，浸泡 30 ~ 60 分钟，取浸泡液与适量的面粉和匀，做成 4 个如 5 分钱币大小的面饼。睡前贴压于患儿的双侧涌泉穴和双侧内关穴，外包纱布并用胶布固定，次晨取下，以局部皮肤呈青蓝色为佳。

【功能主治】清热泻火、凉血解毒。主治小儿发热。

【疗效】据方红等报道，应用本方治疗 50 例，均获痊愈。其中治疗 1 次退热者 22 例，2 次退热者 18 例，3 次退热者 10 例。

【来源】《陕西中医》（1991）

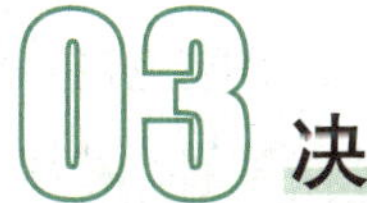

03 决明子

来　　源：豆科一年生草本植物决明或小决明的成熟种子。

别　　名：千里光、马蹄决明、草决明。

处方用名：决明子、炒决明子、草决明。

用法用量：水煎服，9 ~ 15 克。

产地采收

主产于安徽、广西、四川、广东等省，我国南北各地均有栽培。秋季采收，晒干，打下种子，除去杂质，生用或炒用。

炮制研究

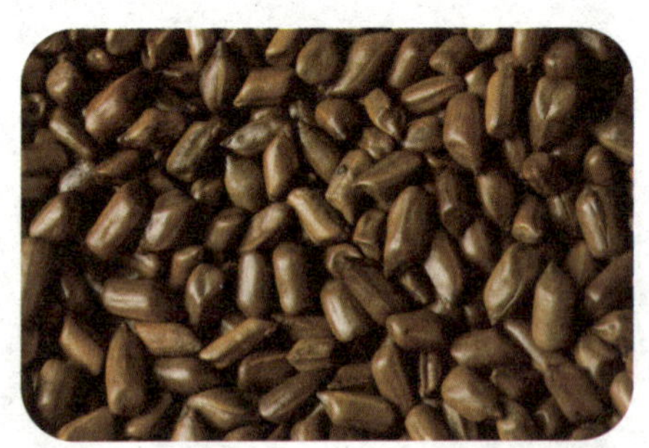

生决明子长于清肝热，润肠燥，常用于目赤肿痛、大便秘结。炒制以后寒泻之性减弱，并能提高煎出效果，有平肝养肾之功，可用于头痛、头晕、青盲内障。高血压头痛、头晕，可用决明子炒黄，水煎代茶饮。

性味与归经

甘、苦、咸，微寒，归肝、肾、大肠经。

功能与主治

清肝明目，润肠通便。用于目赤目暗，肠燥便秘。气虚便溏者不宜应用。

现代研究

决明子含多种蒽醌类成分，主要有大黄酚、大黄素、大黄酸、大黄素甲醚、决明素等，并含有维生素A。决明子能降低血脂，抑制血清胆固醇的升高和主动脉粥样硬化斑块的形成。有降血压和抗菌作用。对细胞免疫有抑制作用，而对巨噬细胞的吞噬功能有增强作用。此外，尚有泻下、利尿及收缩子宫等作用。

常用单方

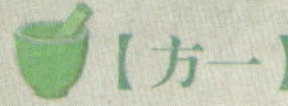

【方一】

决明子适量

【用法】每天取上药 20 克，用开水 500 毫升冲泡后代茶饮用。

【功能主治】降血脂。主治高脂血症。

【疗效】据王靖报道，在基本不改变饮食习惯和不加其他降脂药的情况下，应用本方治疗 24 例，取得明显疗效。可使高胆固醇和高甘油三酯显著下降。

【来源】《辽宁中医杂志》（1991）

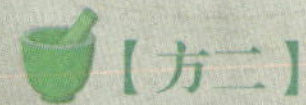

【方二】

决明子适量

【用法】取上药炒，再将其打碎，备用。每次取 10 ~ 15 克，水煎 10 分钟左右，冲入蜂蜜 20 ~ 30 克搅拌，每晚 1 剂，或早晚分服，亦可当茶饮。

【功能主治】泻下通便。主治习惯性便秘。

【疗效】据彭静山报道，应用本方治疗 16 例，治愈 12 例，有效 4 例。

【来源】《辽宁中医杂志》（1983）

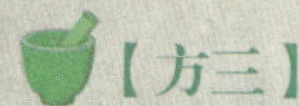

【方三】

决明子 300 克

【用法】每次取上药 25 ~ 50 克，开水冲泡，代茶饮用。或研成粉末，每次 25 克，每天 2 次，开水冲服。

【功能主治】软坚散结。主治男性乳房发育症。

【疗效】据刘民元报道，应用本方治疗 12 例，均于 35 天内全部痊愈。

【来源】《浙江中医杂志》（1993）

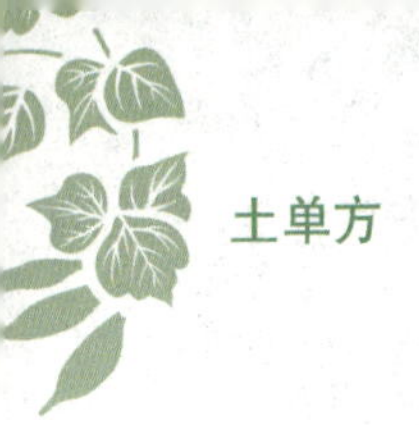

二、清热燥湿药与土单方

04 黄芩

来　　源：本品为唇形科植物黄芩的干燥根。

别　　名：山茶根子、黄金茶根、腐肠。

处方用名：黄芩、淡黄芩、子芩、炒黄芩、酒芩、黄芩炭。

用法用量：3 ~ 9克，水煎服。

产地采收

主产于河北、山西、内蒙古、辽宁、吉林等地。春、秋二季采挖，除去须根及泥沙，晒后撞去粗皮，晒干。

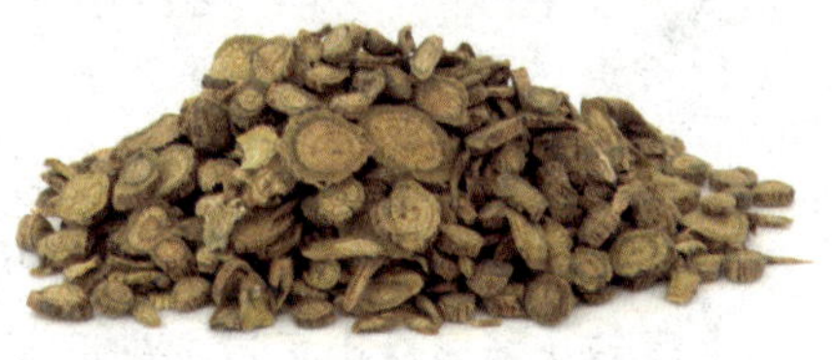

炮制研究

生黄芩清热泻火解毒力强。酒制入血分，并可借黄酒升腾之力，用于上焦肺热及四肢肌表之湿热，同时因酒性大热，可缓和黄芩的苦寒之性，以免伤害脾阳，导致腹痛。黄芩炭清热止血为主，用于崩漏下血，吐血衄血。

性味归经

苦、寒，归肺、胆、脾、大肠、小肠经。

功能主治

清热燥湿，泻火解毒，止血，安胎。用于湿温、暑温、胸闷、呕恶、湿热痞满、泻痢、黄疸、肺热咳嗽、高热烦渴、血热吐衄、痈肿疮毒、胎动不安。

现代研究

现代研究表明，黄芩主含黄芩苷、黄芩成元、汉黄芩素、汉黄芩苷、黄芩新素等5种黄酮类成分。有较广谱的抗菌作用，对流感病毒亦有一定的抑制作用。有抗变态反应、抗炎和解热作用，还有一定的镇静作用，以及有明显的降血压、降血脂作用。可以增加胆汁的排泄量，对离体小肠痉挛有解痉作用。此外，尚有解毒、抗癌、抗氧化等作用。

常用单方

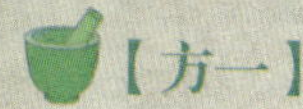
【方一】

黄芩30～40克

【用法】取上药，加水煎成200～400毫升。分次频服。

【功能主治】清热安胎止吐。主治妊娠呕吐。

【疗效】据刘昭坤报道，应用本方治疗274例，有效率达97.45%。

【来源】《新中医》（1993）

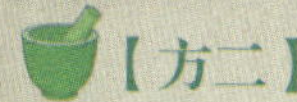
【方二】

生黄芩适量

【用法】取上药，选里外坚实、色黄微绿者（即子芩），整条洗净，刮去皮，用米泔水浸泡一夜，次日炙干。如此浸炙7次，然后研为细末，用醋糊为丸如绿豆大，晾干，装瓶备用。每天取70丸，分早晚各服1次，空腹温开水送下。

【功能主治】清热调经。主治妇女更年期月经紊乱。

【疗效】据张红玉等报道，应用本方治疗42例，有效率达95%。

【来源】《四川中医》（1992）

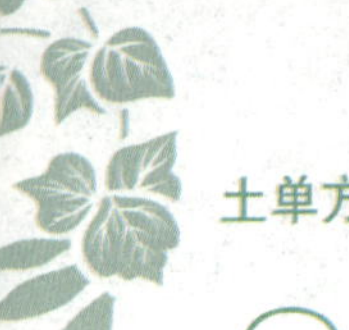

05 黄连

来　　源：本品为毛茛科植物黄连的干燥根茎。

别　　名：川黄连、雅连、味连、支连等。

处方用名：黄连、川连、鸡爪黄连。

用法用量：水煎服 2 ~ 5 克，外用适量。

产地采收

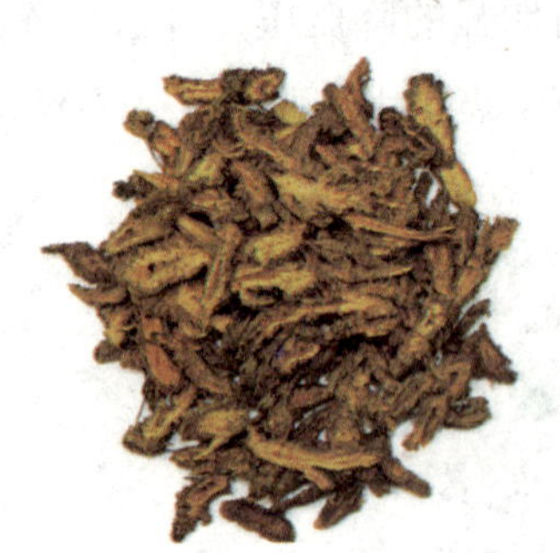

1. 黄连：产于湖北、湖南、陕西、四川、贵州等地。

2. 短萼黄连：产于江苏、安徽、浙江、江西、福建、广东、广西等地。

3. 三角叶黄连：栽培于四川西部。

4. 云南黄连：分布于云南西北部，西藏南部。

秋季采挖，除去须根及泥沙，干燥，撞去残留须根。

性味归经

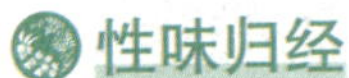

苦、寒，归心、脾、胃、肝、胆、大肠经。

功能主治

清热燥湿，泻火解毒。用于湿热痞满、呕吐、泻痢、黄疸、高热神昏、心火亢盛、心烦不寐、血热吐衄、目赤吞酸、牙痛、消渴、痈肿疔疮；外治湿疹、湿疮、耳道流脓。酒黄连善清上焦火热，用于目赤、口疮。姜黄连清胃和胃止呕，用于寒热互结、湿热中阻、痞满呕吐。萸黄连疏肝和胃止呕，用于肝胃不和、呕吐吞酸。

阴虚烦热，胃虚呕恶，脾虚泄泻，五更泄泻者慎服。

毒副作用

婴儿口服黄连可引起黄疸。

现代研究

黄连含小檗碱、黄连碱、甲基黄连碱、掌叶防己碱、非洲防己碱等生物碱，有广谱抗病原微生物及抗原虫作用。有明显的解热作用。能改善心肌缺血，有明显的降压作用。有抗癌活性及抗溃疡、抗腹泻、抑制胃液分泌的作用。还可降低血糖、降低血清胆固醇、提高机体的非特异性免疫功能。

常用单方

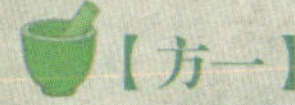

【方一】

黄连素适量

【用法】取上药。每次0.4克，每天3次，口服，连服1~3月为1个疗程。

【功能主治】清胃泻火、降糖止渴。主治2型糖尿病。

【疗效】据王敬光报道，应用本方治疗30例，除5例效果不明显外，其余25例病人的血糖均在1–3周内逐步下降，血清胰岛素较治疗前显著上升，“三多一少”症状消失，体力增加。

【来源】《河北中医》（1990）

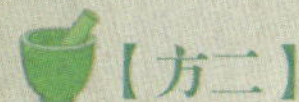

【方二】

黄连10克

【用法】取上药，用开水250毫升浸泡，冷却备用。洗净患脚，用消毒棉签蘸药液搽之，每天早晚各1次。如有剧痒，可用药液棉签擦洗，不得以手指乱搔。治疗期间，必须保持患处清洁干燥，不穿胶鞋，多穿布底鞋。

【功能主治】燥湿止痒。主治脚湿气。

【疗效】据李国呈报道，应用本方治疗23例，治愈22例，显效1例。用药时间5～11天。

【来源】《湖北中医杂志》（1988）

06 龙胆

来　　源：本品为龙胆科植物条叶龙胆的干燥根及根茎。

别　　名：龙胆、龙须草、山龙胆、苦草。

处方用名：龙胆草、苦胆草、龙胆、胆草、酒龙胆。

用法用量：3 ~ 6 克，水煎服。

产地采收

全国各地均有分布，春、秋二季采挖，洗净，干燥。

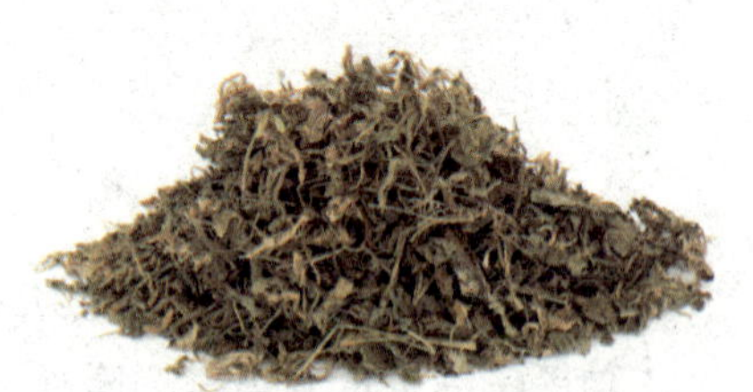

炮制研究

龙胆酒炙后，能缓和其苦寒之性，引药上行，如用于肝胆实火所致的龙胆泻肝汤。

性味归经

苦、寒，归肝、胆经。

功能主治

清热燥湿，泻肝胆火。用于湿热黄疸、阴肿阴痒、带下、强中、湿疹瘙痒、目赤、耳聋、胁痛、口苦、惊风抽搐。

脾胃虚弱，大便溏泻及无湿热实火者忌服。

毒副作用

神经系统：高热，神志不清，二便失禁，四肢弛缓性瘫痪，腱反射消失。

消化系统：恶心呕吐，腹痛，腹泻，严重者可出现肠麻痹。

心血管系统：心律减慢，血压下降。

现代研究

本品含龙胆苦苷、龙胆三糖、龙胆碱、龙胆黄碱等。具有保肝、利胆作用，能减轻肝组织坏死和细胞变性，能显著增加胆汁的流量。有健胃作用，能促进胃液及游离盐酸的分泌。还有明显的利尿和降压作用，以及有抗炎、抗过敏、抗菌作用。此外，尚有镇静、抗惊厥作用。

常用单方

龙胆 15 克

【用法】取上药，洗净，加水 250 毫升煎后取煎液，加适量氯化钠洗眼，每天 3 ~ 4 次。

【功能主治】清肝泻火。主治急性结膜炎。

【疗效】据钟玉坤报道，应用本方治疗 89 例，其中 85 例用药 1 ~ 2 天痊愈，仅 4 例无效。

【来源】《新医药学杂志》（1974）

07 苦参

来　　源：本品为豆科植物苦参的干燥根。

别　　名：野槐、山槐、地参、苦骨、地槐根。

处方用名：苦参。

用法用量：常用量 4.5 ~ 9 克，水煎服。外用适量，煎汤洗患处。

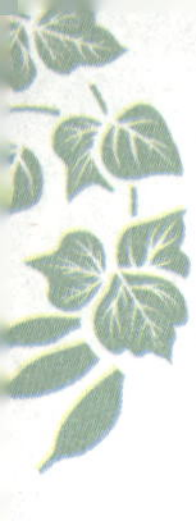

产地采收

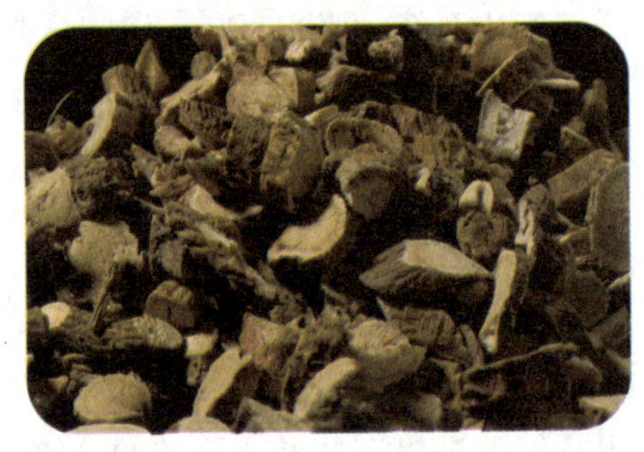

主产于山西、河南、河北等省，其他大部分地区亦产。春、秋二季采挖，除去根头及小支根，洗净，干燥，或趁鲜切片，干燥。

炮制研究

除去残留根头，大小分开，洗净，浸泡至约六成透时，润透，切厚片，干燥。

性味归经

苦、寒，归心、肝、胃、大肠、膀胱经。

功能主治

清热燥湿，杀虫，利尿。用于热痢、便血、黄疸尿闭、赤白带下、阴肿阴痒、湿疹、湿疮、皮肤瘙痒、疥癣麻风，外治滴虫性阴道炎。不宜与藜芦同用。

现代研究

苦参主要含苦参碱、氧化苦参碱、羟基苦参碱等多种生物碱。此外，尚含苦参醇等多种黄酮类。具有减慢心律、抗心肌缺血、抗心律失常、降血压、平喘、祛痰、镇静、解热、抗炎、镇痛等作用。对多种病原菌有较明显的抑制作用，能抑制免疫、升高白细胞，还有利尿和抗肿瘤作用。

◎ 常用单方 ◎

【方一】

苦参适量

【用法】取上药，研为细粉，装瓶备用。每次1克，每天4次，口服。

【功能主治】清热燥湿止痢。主治急性细菌性痢疾。

【疗效】据张守芳报道，应用本方治疗33例，痊愈32例，仅1例无效。

【来源】《中草药通讯》（1977）

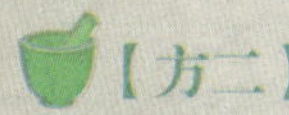【方二】

苦参500克

【用法】上药加冷水1 000毫升，泡12～20小时，煎1小时，取汁400～600毫升；加水1 000毫升，煎取300～500毫升，再加水1 000毫升，煎取500毫升。将3次煎汁混合，浓缩成1 000毫升，加糖适量。成人每次20毫升，小儿每次5～15毫升，睡前1次口服。

【功能主治】清心安神。主治失眠。

【疗效】据重庆红十字会医院儿科报道，应用本方治疗101例，有效率达95%。本方对感染性疾病引起的失眠效果较好。

【来源】《中草药通讯》（1979）

【方三】

苦参300克

【用法】取上药，加冷水1 000毫升，煎煮取汁500毫升，如法再煎2次。将3次煎汁混合，浓缩成1 000毫升，加单糖浆适量调味，装瓶备用。每次50毫升，每天上下午各服1次，连服2–4周。

【功能主治】宁心复脉。主治早搏。

【疗效】据胡克报道，应用本方及苦参片剂治疗频发室性早搏32例，总有效率达90.6%。经比较，煎剂的疗效较好。

【来源】《新医药学杂志》（1978）

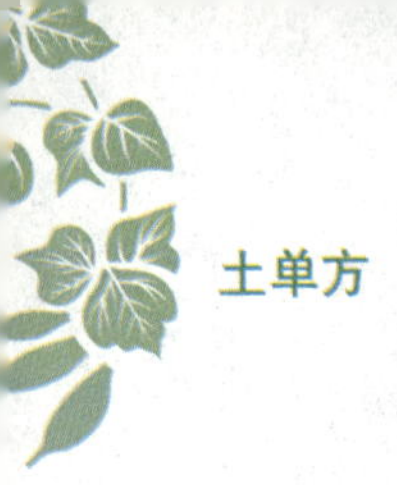

三、清热凉血药与土单方

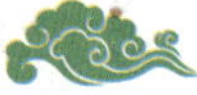

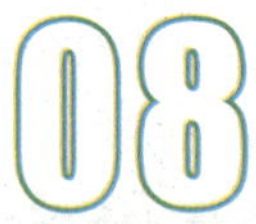

08 生地黄

来　　源：本品为玄参科植物地黄的新鲜或干燥块茎。

别　　名：生地。

处方用名：生地、生地炭。

用法用量：水煎服，鲜地黄 12 ~ 30 克，生地黄 9 ~ 15 克。

产地采收

主要为栽培。分布于河南、山东、陕西、河北等。秋季采挖，除去芦头、须根及泥沙，鲜用，或将地黄缓缓烘焙至约八成干。前者习称“鲜地黄”，后者习称“生地黄”。

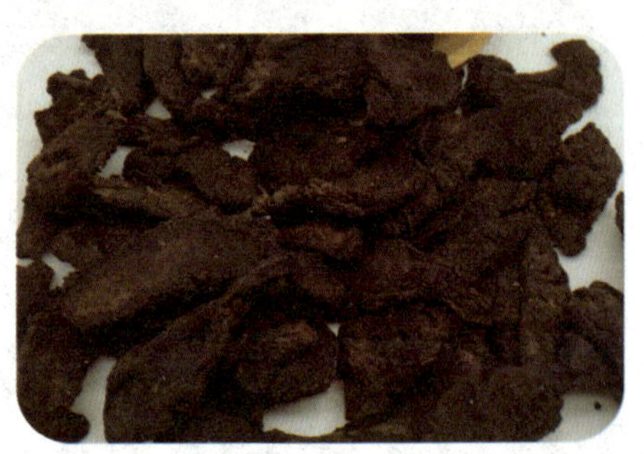

炮制研究

除去杂质，洗净，闷润，切厚片，干燥。生地炙炭后其苦寒之性降低，止血作用增强。

性味归经

鲜地黄甘、苦、寒，归心、肝、肾经。生地黄甘、寒，归心、肝、肾经。

功能主治

鲜地黄清热生津，凉血，止血，用于热盛伤阴、舌绛烦渴、发斑发疹、吐血、衄血、咽喉肿痛。生地黄清热凉血，养阴，生津，用于热病舌绛烦渴、阴虚内热、骨蒸劳热、内热消渴、吐血、衄血、发斑发疹。本品性寒而滞，脾虚湿滞腹满便溏者，不宜使用。

现代研究

本品含有梓醇、地黄素、维生素A、甘露醇、多种糖类、多种氨基酸等成分。地黄中的乙醇提出物对实验动物有降低血压及促进血液凝固的作用。中等量的地黄流浸膏有强心作用，对心脏衰弱作用更为显著。地黄具有皮质激素样免疫抑制作用，激素与生地黄同用，有助于激素的递减，可缩短疗程和抗放射线损伤。地黄还有一定的降血糖作用，但与剂型和剂量有关。地黄煎剂对实验性中毒性肝炎有防止肝糖原减少的作用。另外，地黄能抑制皮肤真菌，具有抗炎、抗增生和渗出等作用。最近，免疫学研究又证明地黄是一种免疫增强剂。

常用单方

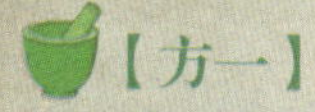

【方一】

干地黄 90 克

【用法】取上药，用清水洗净，切碎，加水 600 ~ 800 毫升，煎煮约 1 小时，滤出药液约 300 毫升，为 1 天量，1 次或 2 次服完。儿童酌减。除个别病例连日服药外，均采用 6 天内连服 3 天，经 1 个月后，每隔 7 ~ 10 天连服 3 天。

【功能主治】抗炎消肿。主治风湿性、类风湿性关节炎。

【疗效】据卢存寿等报道，应用本方治疗风湿性关节炎 12 例，经治 12 ~ 50 天，有 9 例治愈，3 例显著好转，红细胞沉降率在症状消失后恢复正常。治疗类风湿性关节炎 11 例，显著好转 9 例，好转 1 例，无明显疗效 1 例。

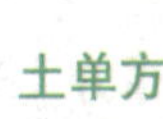

【来源】《中华医学杂志》（1965）

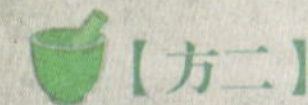

【方二】

生地黄 30 克

【用法】取上药，用清水洗净，与新鲜猪肉 30 克一起，加水适量煮或蒸。煮（蒸）到肉烂后，将药、肉及汤顿服，亦可分几次服完，每天 1 剂。

【功能主治】清热解毒、凉血消肿。主治疮疖。

【疗效】据李承煌报道，应用本方治疗 10 多例，疗效满意。

【来源】《广西中医药》（1981）

09 玄参

来　　源：本品为玄参科植物玄参的干燥根。

别　　名：元参。

处方用名：玄参、黑玄参、乌玄参、润玄参、元参。

用法用量：常用量 9 ~ 15 克，水煎服。

产地采收

主产于长江流域及陕西、福建等省。冬季茎叶枯萎时采挖，除去根茎、幼芽、须根及泥沙，晒或烘至半干，堆放 3~6 天，反复数次至干燥。

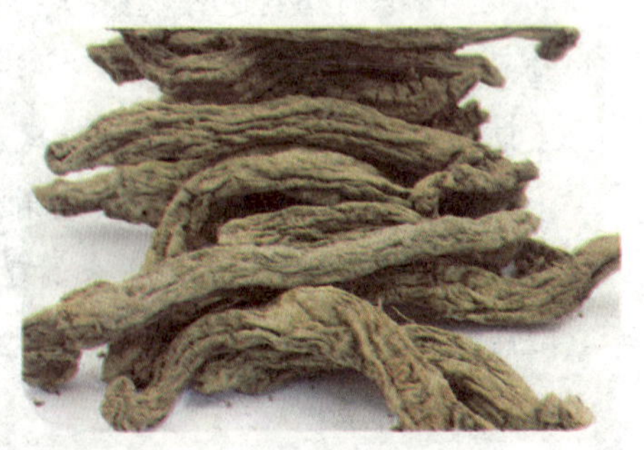

炮制研究

除去残留根茎及杂质，洗净，润透，切薄片，干燥或微泡，蒸透，稍晾，切薄片，干燥。

性味归经

甘、苦、咸、微寒，归肺、胃、肾经。

功能主治

凉血滋阴，泻火解毒。用于热病伤阴、舌绛烦渴、温毒发斑、津伤便秘、骨蒸劳嗽、目赤、咽痛、瘰疬、白喉、痈肿疮毒。不宜与藜芦同用。

本品性寒而滞，对脾胃虚寒、食少便溏者慎用。

现代研究

玄参的主要成分为玄参素、植物甾醇、亚麻酸、生物碱等。具有显著的降压和强心作用。可引起血糖轻微降低，但效果不及地黄。有中枢抑制作用及很好的退热作用。有抗病原微生物及其毒素的作用，对各种致病菌均有抑制作用。还有一定的抗炎作用。

◎ 常用单方 ◎

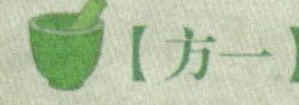

【方一】

玄参 60 克

【用法】取上药，加水煎取浓汁 500 毫升，温饮，每天 1 ~ 2 次。

【功能主治】清疏风热、泻火解毒。主治风热感冒。

【疗效】据卢长涸报道，应用本方治疗 50 多例，均有良效。

【来源】《新中医》（1992）

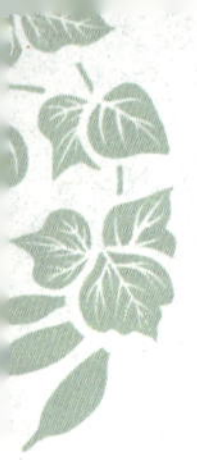

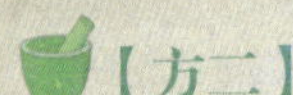

【方二】

玄参适量

【用法】根据病人年龄大小取上药，5 ~ 10 岁用 21 克，水煎取汁 80 ~ 100 毫升；11 ~ 16 岁用 33 克，水煎取汁 150 ~ 180 毫升；17 岁以上用 51 克，水煎取汁 200 ~ 250 毫升。分 4 ~ 5 次口服，以温服为宜，或放入保温瓶内，便于服用，每天 1 剂。

【功能主治】清热养阴、分清别浊。主治乳糜尿。症见小便混浊，色白如米泔水，尿时无尿道疼痛感。

【疗效】据邢继贺报道，应用本方治疗 7 例，均获痊愈，1 年后随访未见复发。

【来源】《中原医刊》（1991）

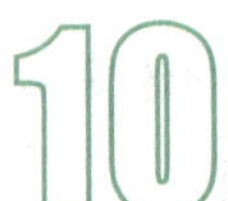

10 牡丹皮

来　　源：本品为毛茛科植物牡丹的干燥根。

别　　名：丹皮、粉丹皮。

处方用名：牡丹皮、刮丹皮、粉丹皮、丹皮。

用法用量：常用量 6 ~ 12 克，水煎服。

产地采收

主产于河南、安徽、山东等地。秋季采挖根部，除去细根，剥取根皮，晒干。

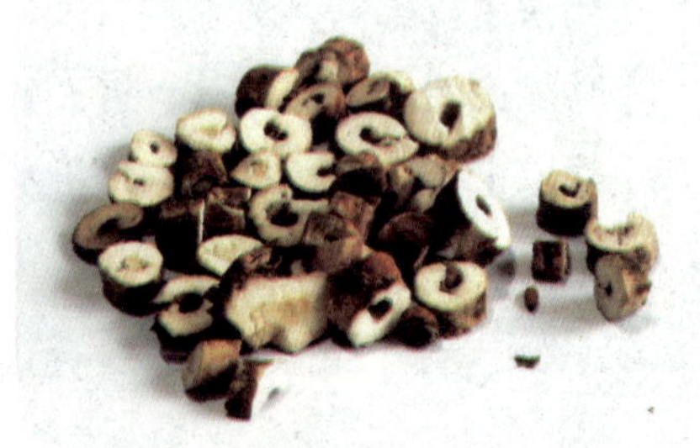

炮制研究

迅速洗净，然后切薄片，晒干。

性味归经

苦、辛，微寒。归心、肝，肾经。

功能主治

清热凉血，活血化瘀，用于温毒发斑、吐血衄血、夜热早凉、无汗骨蒸、经闭痛经、痈肿疮毒、跌扑伤痛。

本品辛寒行散，对血虚有寒、孕妇及月经过多者慎用。

现代研究

牡丹皮的主要成分为酚类、单萜类及鞣质类。如丹皮酚、牡丹酚苷、牡丹酚原苷、芍药苷等。对伤寒杆菌、大肠埃希菌、金黄色葡萄球菌、溶血性链球菌、肺炎链球菌等有较强的抗菌作用。有一定的抗流感病毒和明显的降血压作用。对蛙心有洋地黄样作用。通过抑制血小板凝集和释放而能抑制动脉粥样硬化斑块的形成。此外，尚有镇静、降温、解热、镇痛、解痉等作用。

◎ 常用单方 ◎

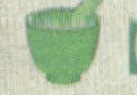【方一】

牡丹皮适量

【用法】 取上药，水煎分 3 次服，初次用量每天为 15 ~ 18 克，如无不良反应，可增至每天 50 克。

【功能主治】 降血压。主治原发性高血压。

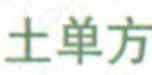

【疗效】据报道，应用本方治疗7例，一般用药3～5天血压明显下降，症状改善，经服6～33天，舒张压平均下降10.5毫米汞柱，收缩压平均下降33.75毫米汞柱，近期疗效较好。

【来源】《中医函授通讯》（1991）

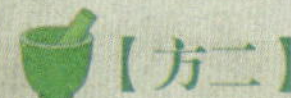

【方二】

牡丹皮100克

【用法】取上药，加水1 000毫升，煮沸15分钟，取汁、挤渣，过滤后制成10%的煎液，每晚服50毫升，连服10次为1个疗程。

【功能主治】抗过敏、通鼻窍。主治变应性鼻炎。

【疗效】据林新报道，应用本方治疗27例，痊愈12例，进步7例，无效及效果不明8例。

【来源】《中华耳鼻咽喉科杂志》（1957）

11 赤芍

来　　源：本品为毛茛科植物芍药或川赤芍的干燥根。

别　　名：赤芍药。

处方用名：赤芍、川赤芍、赤芍药。

用法用量：常用量6～12克，水煎服。

产地采收

芍药主产于内蒙古和东北等地。川赤芍等主产于四川、甘肃、陕西，青海、云南等地亦产。以内蒙古多伦所产质量最佳，称“多伦赤芍”。春、秋二季采挖。除去根茎、须根及泥沙，晒干。

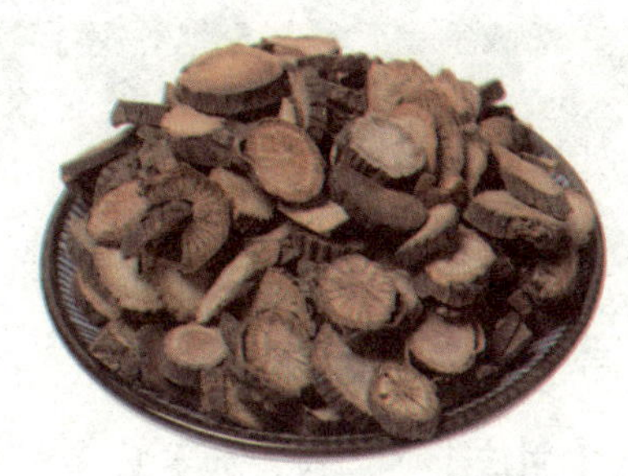

炮制研究

除去杂质，分开大小，洗净，润透，切薄片，干燥。本品为圆柱形切片，直径0.5～3厘米，厚0.3～0.5厘米，切面黄白色或粉红色。

性味归经

苦、微寒，归肝经。

功能主治

清热凉血，散瘀止痛。用于温毒发斑、吐血衄血、目赤肿痛、肝郁胁痛、经闭痛经、跌扑损伤、痈肿疮疡。不宜与藜芦同用。

本品苦寒，故血寒经闭不宜用。

现代研究

赤芍主要含芍药内酯苷、氧化芍药苷及芍药新苷等单萜类成分，并含有没食子酸等鞣质成分，具有扩张冠状血管、抗心肌缺血、抗血小板聚集、抗血栓形成、改善微循环及降低门脉高压的作用。对肝损伤有保护作用。能镇静、止痛、抗惊厥。对多种病原微生物有较强的抑制作用，对某些致病真菌及某些病毒也有抑制作用。芍药苷有较弱的抗炎作用，能预防应激性胃溃疡，并对胃、子宫等平滑肌有抑制作用。此外，尚能提高机体吞噬细胞的功能，还有一定的抗肿瘤和解热作用。

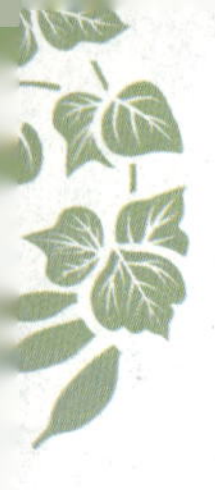

常用单方

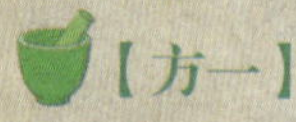

【方一】

赤芍 1 000 克

【用法】取上药，加水煎煮 2 次，合并滤液，浓缩成 1 000 毫升。每次 40 毫升（相当于生药 40 克），每天 3 次，口服，5 周为 1 个疗程，连服 2 个疗程。

【功能主治】活血化瘀、通脉止痛。主治冠心病、心绞痛。

【疗效】据郭金广报道，应用本方治疗 125 例，取得较好疗效，不仅胸闷、心慌等症状及心电图有较明显的改善，而且对心绞痛的缓解率达 96%。

【来源】《中级医刊》（1984）

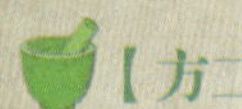

【方二】

赤芍 100 克

【用法】取上药，与丹参 30 克，加水煎煮 2 次，合并滤液，浓缩得 400 毫升。每次 200 毫升，每天 2 次，口服，每天 1 剂，10 天为 1 个疗程。

【功能主治】活血散瘀、保肝退黄。主治急性黄疸性肝炎。

【疗效】据杨军等报道，应用本方治疗 25 例，均于 3 个疗程内治愈。平均退黄时间为 13.6 天。

【来源】《铁道医学》（1989）

12 紫草

来　　源：本品为紫草科植物紫草的干燥根。

别　　名：老紫草、紫草茸。

处方用名：紫草、紫草根、老紫草、紫草茸。

用法用量：常用量 5 ~ 9 克，水煎服。外用适量，熬膏或用植物油浸泡涂擦。

产地采收

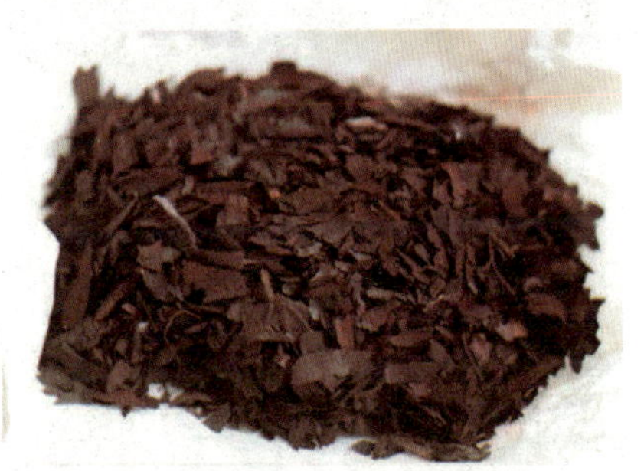

主产于新疆、辽宁、湖南、湖北等地。春、秋二季采挖，除去泥沙，干燥。

功能主治

凉血、活血，解毒透疹。用于血热毒盛、斑疹紫黑、麻疹不透、疮疡、湿疹、水火烫伤。

现代研究

紫草含有紫草聚糖、乙酸紫草醌、紫草酿、紫草烷等。有抗炎作用，对实验性炎症具有显著的抑制作用。对多种真菌及病毒亦有不同程度的抑制作用。有抗着床、抗早孕和降血糖、兴奋心脏的作用。此外，尚有缓和的解热作用，还有一定的抗癌作用。

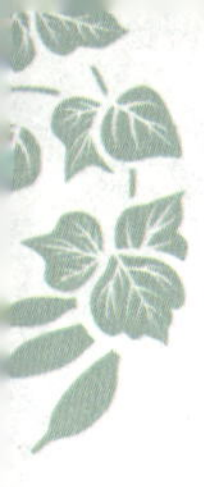

常用单方

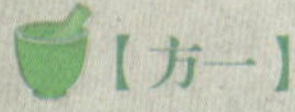

【方一】

紫草 30～60 克

【用法】取上药水煎服，每天 1 剂。

【功能主治】清热凉血、散瘀止血。主治血小板减少性紫癜。

【疗效】据记载，曾用本方治疗 1 例经中西医综合治疗效果不明显的肺结核合并血小板减少性紫癜病人，效果明显。具体方法是第 1 天用 30 克，服后鼻衄即减；第 2 天加至 60 克，服后鼻衄停止。连服 5 剂，血小板计数明显增高，全身紫癜消退，病情转危为安。

【来源】《中药大辞典》

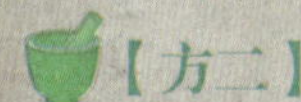

【方二】

紫草 800 克

【用法】取上药，轧碎，放入麻油 5 000 毫升中熬后去渣，成紫草油，装入灭菌瓶内备用。按常规外科清创处理后采用包扎法或暴露法。包扎法：将灭菌纱布浸透紫草油后，四肢、躯干部位用单层或双层纱布铺开放在创面上，外用纱布、绷带包扎。对部分坏死较深产生分泌物，或纱布下积脓时，可在该部位剪去紫草油纱布，去除坏死组织及脓液后，再用紫草油纱布覆盖，可加紫外线照射。根据分泌物情况增减换药次数。暴露法：头面、颈、会阴和躯干部，用无菌棉球涂紫草油在创面上或用单层紫草油纱布铺在创面上，不包扎，干燥时可反复涂药。治疗期间可根据创面大小、程度，给予全身支持疗法、抗感染、抗休克等对症处理。疗程为 10 ~ 42 天。

【功能主治】清热解毒、凉血止痛。主治烧伤。

【疗效】据谢培增等报道，应用本方治疗 1 153 例，除 1 例死亡外，其余全部治愈。

【来源】《中医杂志》（1988）

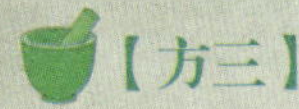

【方三】

紫草 10 克

【用法】将上药浸泡在 100 毫升麻油（或豆油）内，放置 6 小时后即可应用；或将紫草浸泡在热沸的麻油内，待冷后即可使用。取紫草油涂敷在硬结皮肤上，面积超过硬结范围 1 ～ 2 厘米，外加塑料薄膜覆盖，用无菌纱布包扎在塑料薄膜外面，最好用胶布固定。或涂敷面不加保护措施，尽量使紫草油在皮肤表面上保持的时间长一些，每天涂敷 2 ～ 6 次。

【功能主治】活血消肿。主治肌注后局部硬结。

【功能主治】活血消肿。主治肌注后局部硬结。

【疗效】据博文录报道，应用本方治疗 100 例，均获良效。硬结发现早、范围不大者，90% 在涂敷 24 小时后即可消散，少数面积大、发现或用药晚者一般经 2 ～ 5 天可使之消散。

【来源】《中医杂志》（1990）

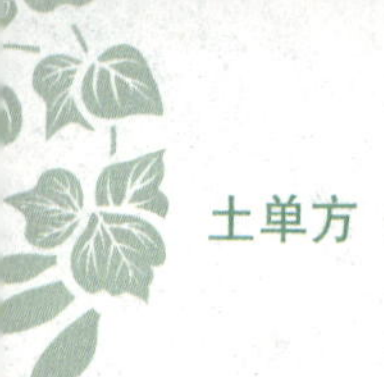

四、清热解毒药与土单方

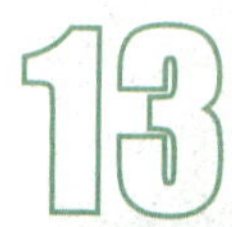

13 金银花

来　　源：本品为忍冬科植物忍冬的干燥花蕾或待初开的花。

别　　名：双花、二宝花、银花、忍冬花。

处方用名：金银花、银花、金银花炭、银花炭、忍冬花、忍冬花炭、双花、双花炭、二花、二花炭。

用法用量：常用量6～15克，水煎服。

产地采收

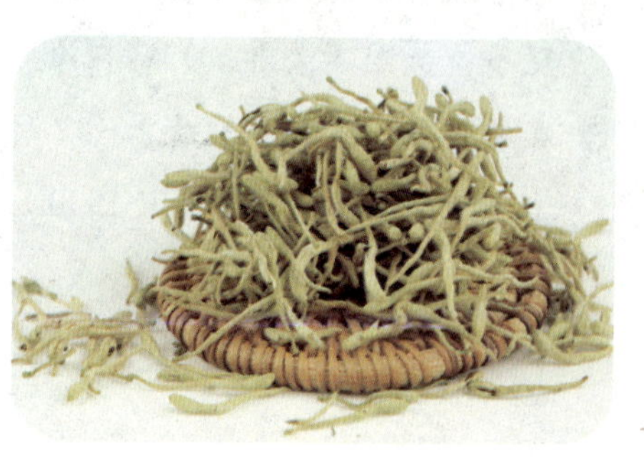

忍冬主产于山东、河南，全国大部分地区均产。夏初花开放前采收，干燥；或用硫黄熏后干燥。

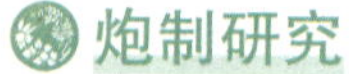

炮制研究

生用清热解毒，炮炭后具有活血化瘀的功效。

性味归经

甘、寒，归肺、心、胃经。

功能主治

清热解毒，凉散风热。用于痈肿疔疮、喉痹、丹毒、热血毒痢、风热感冒、温病发热。本品性寒，脾胃虚寒、气虚及疮疡脓清者慎用。

现代研究

金银花主含挥发油，还含有忍冬苷、木犀草素、绿原酸、肌醇、皂苷等，具有抗病原微生物（如金黄色葡萄球菌、溶血性链球菌、志贺菌属、肺炎链球菌、大肠埃希菌等）的作用，其水煎剂对流感病毒、疱疹病毒等亦有抑制作用，并具有明显的解热作用。能促进白细胞的吞噬功能，调节机体的免疫功能，减少肠内胆固醇吸收，降低血中胆固醇的含量。此外，尚有抗炎、抗癌瘤、保肝利胆、止血、抗生育等作用。

常用单方

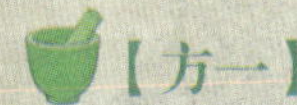

【方一】

金银花露适量

【用法】取上药。每次 100 毫升，每天 3 次，口服。必要时可增加服药次数，2 周为 1 个疗程，可连服 2 个疗程。

【功能主治】清热解毒。主治肿瘤放疗、化疗后口干症。

【疗效】据浦鲁言报道，应用本方治疗 978 例，放疗组的有效率为 87%，化疗组的有效率为 74%，平均有效率为 80.5%。两组的白细胞回升数占总病例的 46.5%。

【来源】《江苏中医》（1992）

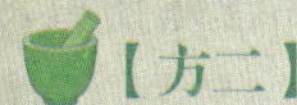

【方二】

新鲜金银花 30 克

【用法】取上药。水煎 3 次，分 3 次服，每天 1 剂。

【功能主治】清热凉血、疏风止痒。主治荨麻疹。

【疗效】据许绍生等报道，应用本方治疗 3 例，均在服用 3 剂后症状消失，观察 3 个月无复发。

【来源】《中华皮肤科杂志》（1960）

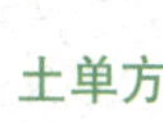

14 连翘

来　　源：本品为木樨科植物连翘的干燥果实。

别　　名：落翘、黄花翘、空壳。

处方用名：连翘、青连翘、连翘壳、连翘心。

用法用量：常用量 6 ~ 15 克，水煎服。

产地采收

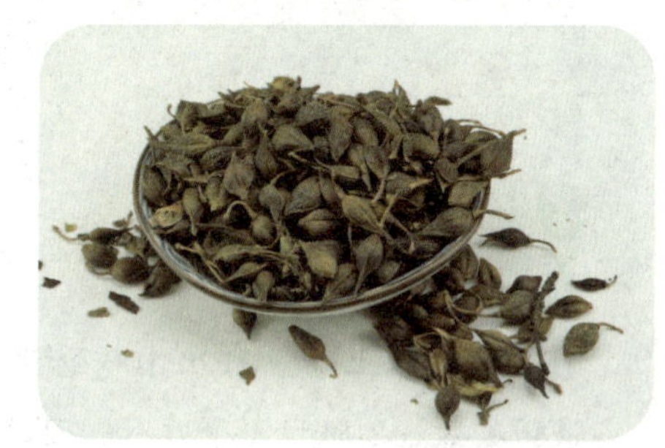

主产于我国华北、东北、长江流域至云南。秋季果实初熟尚带绿色时采收，除去杂质，蒸熟，晒干，习称“青翘”；果实熟透时采收，晒干，除去杂质，习称“老翘”。

性味归经

苦，微寒。归肺、心、小肠经。

功能主治

清热解毒，消肿散结。用于痈疽、瘰疬、乳痈、丹毒、风热感冒、温病初起、温热入营、高热烦渴、神昏发斑、热淋尿闭。本品苦寒伤胃，脾胃虚寒及痈疽属阴证者慎用。

现代研究

连翘含连翘酚、挥发油、三萜皂苷、齐墩果酸、熊果酸、生物碱及较多量芦丁等。有广谱抗菌、抗病毒作用，对多种革兰氏阳性及阴性细菌、流感病毒等均有抑制作用。有降血压和轻微的强心作用，还有保肝作用，能减轻四氯化碳所致的肝脏变性和坏死。此外，还有抗炎、镇吐、利尿、解热等作用。

常用单方

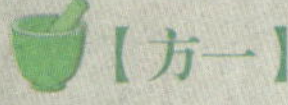【方一】

连翘 500 克

【用法】取上药，加工成细粉剂。成人每天 20 ~ 25 克，分 3 次饭前服。忌食辛辣食物及酒等。

【功能主治】杀菌抗痨、消炎止血。主治肺结核。

【疗效】据于成甫报道，应用本方治疗 12 例，1 个月后其中 1 例空洞闭合，3 例病变明显吸收，4 例略吸收，4 例无改变。

【来源】《辽宁医学杂志》（1960）

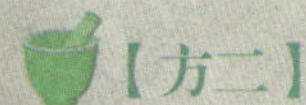【方二】

连翘适量

【用法】取上药，去梗洗净，曝干，装罐备用。每次用 15 ~ 30 克，开水冲泡或煎沸当茶饮，连服 1 ~ 2 周。

【功能主治】清热通便。主治便秘。

【疗效】据刘沛然报道，应用本方治疗各种原因引起的便秘有效。

【来源】《山东中医杂志》（1985）

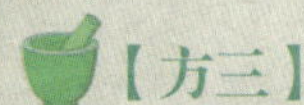【方三】

连翘心 60 克

【用法】取上药，炒焦煎水服，或炒焦研末服，每次 10 克，每天 3 次。

【功能主治】降逆止呃。主治呃逆。

【疗效】据王之炳报道，应用本方治疗不同原因所致的呃逆，均收到良效。

【来源】《四川中医》（1986）

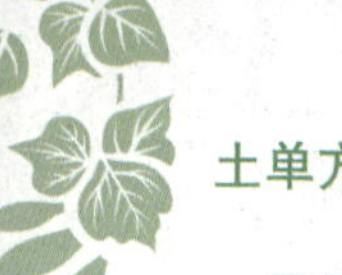

15 蒲公英

来　　源：本品为菊科植物蒲公英的干燥全草。

别　　名：黄花地丁、婆婆丁。

处方用名：蒲公英、黄花地丁、球子草、白地茜、白珠子草、散星草、蚊子草、通天草。

用法用量：常用量 9 ~ 15 克，水煎服。外用鲜品适量捣敷或煎汤熏洗患处。

产地采收

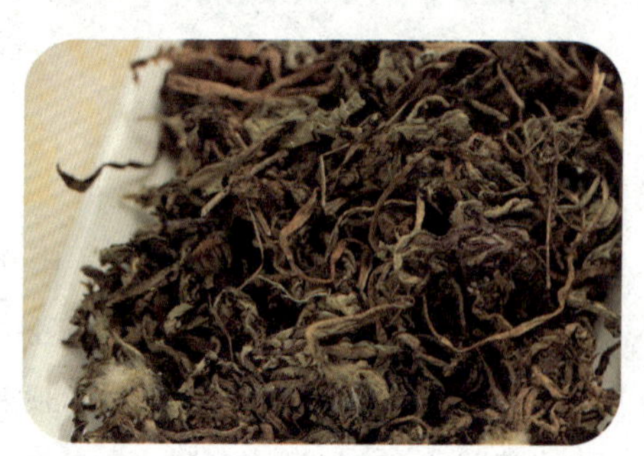

主产于山西、河北、山东及东北各地。全国大部分地区均产。春至秋季花初开时采挖，除去杂质，洗净，晒干。

性味归经

苦、甘、寒，归肝、胃经。

功能主治

清热解毒，消肿散结，利尿通淋。用于疔疮肿毒、乳痈、瘰疬、目赤、咽痛、肺痈、肠痈、湿热黄疸、热淋涩痛。

现代研究

蒲公英含蒲公英甾醇、蒲公英素、蒲公英若素、树脂、肌醇、莴苣醇、咖啡酸等，对多种致病菌有一定的杀菌作用，煎剂对某些病毒和真菌亦有抑制作用。煎剂在体外能显著提高人的外周血淋巴细胞母细胞转化率，激发机体免疫功能。有利胆及保肝作用，可使胆汁分泌增加，对肝损害有保护作用。此外，有一定的利尿作用。

常用单方

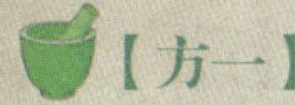【方一】

蒲公英 600 克

【用法】取上药，研为细末。每天 20 克，用开水浸泡 30 分钟后代茶饮用，1 个月为 1 个疗程，连服 1 ～ 2 个疗程。

【功能主治】清热解毒、消炎愈疡。主治消化性溃疡。

【疗效】据马凤友报道，应用本方治疗 91 例，治愈 51 例，好转 35 例，无效 5 例。

【来源】《中医药学报》（1991）

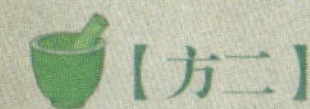【方二】

新鲜蒲公英适量

【用法】取上药，用清水洗净后捣烂榨汁，直接敷于痛处皮肤，外盖 2 层纱布，中间夹一层凡士林纱布，以减缓药汁蒸发。

【功能主治】清热解毒、消炎止痛。主治肺癌性胸痛。

【疗效】据裘钦豪报道，应用本方治疗 20 例，一般敷药 30 分钟左右疼痛减轻，止痛时间可达 8 小时左右。

【来源】《浙江中医杂志》（1986）

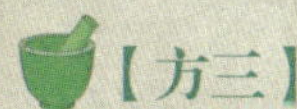【方三】

蒲公英适量

【用法】取上药，研末，用甘油与 75% 乙醇溶液按 1∶3 比例调成糊状敷于患处，每天换药 2 次。

【功能主治】解毒疗疮。主治痈疖疮疡、急性乳腺炎等。

【疗效】据侯士雄报道，应用本方治疗痈疖疮疡、急性乳腺炎、腮腺炎等290多例，均收到满意效果。或用鲜品捣烂外敷、捣汁、水煎服，皆有良效。

【来源】《河北中医》（1984）

16 板蓝根

来　　源：本品为十字花科植物菘蓝的干燥根。

别　　名：大兰根、靛青根、蓝靛根、大青叶根。

处方用名：板蓝根、大青根。

用法用量：常用量9～15克，水煎服。

产地采收

主产于河北、江苏、河南、安徽、陕西、甘肃、黑龙江等地。秋季采挖，除去泥沙，晒干。

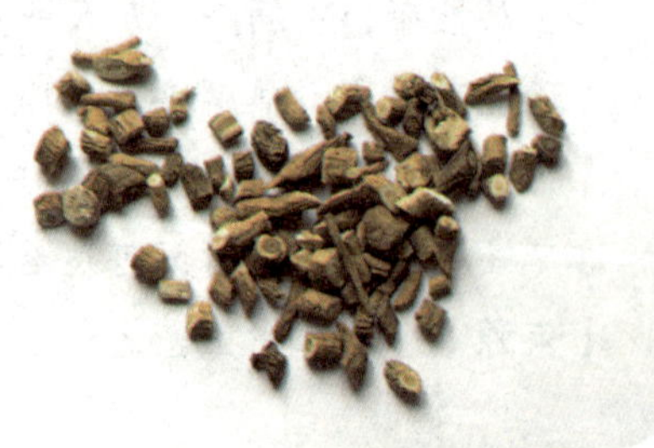

性味归经

苦、寒，归心、胃经。

功能主治

清热解毒，凉血利咽。用于温毒发斑、舌绛紫暗、痄腮、喉痹、烂喉丹痧、大头瘟疫、丹毒、痈肿。

现代研究

板蓝根含靛蓝、靛玉红、靛苷、靛红、谷甾醇、芥子苷等。对多种革兰氏阳性和阴性细菌、流感病毒有抑制作用，对钩端螺旋体有杀灭作用。有一定的解热作用。板蓝根所含的靛玉红对动物移植性肿瘤有中等强度的抑制作用，对慢性粒细胞白血病有较好的疗效。

常用单方

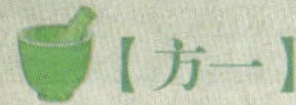

【方一】

板蓝根适量

【用法】取上药 60 ~ 120 克（5 岁以内每天 60 克，5 ~ 14 岁每天 90 克，成人每天 120 克），按每 30 克加水 500 毫升煎至 100 毫升的比例煎取。分 2 次服用，每天 1 剂。治疗过程中需配合西医降温、镇痉、抗呼吸衰竭等对症处理。

【功能主治】清热解毒。主治流行性乙型脑炎。

【疗效】据广西北海市人民医院传染科报道，应用本方治疗 106 例，治愈率为 95.3%。

【来源】《新医学》（1976）

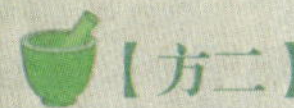

【方二】

大青叶适量

【用法】成人每次取上药 45 克，加水煎汁顿服；或取 90 克煎汁分 2 次服，连服至痊愈后 1 ~ 2 天停药。

【功能主治】清热解毒、抗菌止痢。主治急性细菌性痢疾、急性胃肠炎。

【疗效】据江西医学科学院报道，应用本方治疗 300 余例，均获得较好疗效。治疗后完全退烧时间为 1 天左右，排便次数和大便外观恢复正常平均不足 5 天。本方亦适用于小儿腹泻。

【来源】《医学科学论文汇编》（1961）

17 鱼腥草

来　　源：本品为三白草科植物蕺菜干燥地上部分。

别　　名：蕺菜、蕺草、岑草、折耳根。

处方用名：鱼腥草。

用法用量：水煎服，15 ~ 25 克，不宜久煎。鲜品用量加倍，水煎或捣汁服。外用适量，捣敷或煎汤熏洗患处。

产地采收

主产于江苏、浙江、湖南、江西等地。夏季茎叶茂盛花穗多时采割，除去杂质，晒干。

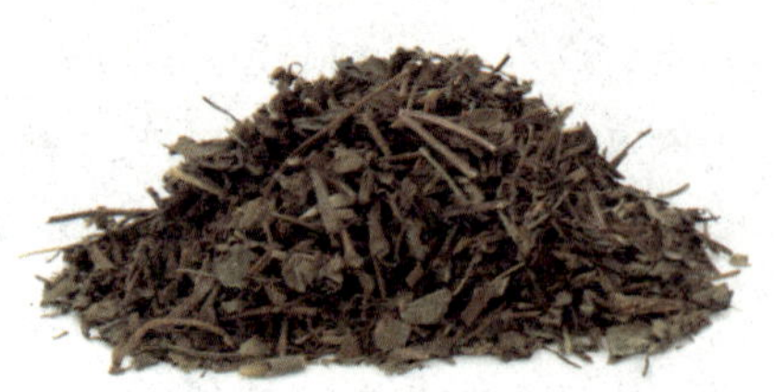

性味归经

辛、微寒，归肺经。

功能主治

清热解毒，消痈排脓，利尿通淋。用于肺痈吐脓、痰热喘咳、热痢、热淋、痈肿疮毒。虚寒证及阴性外疡忌用。

毒副作用

过敏反应：食用新鲜鱼腥草可导致日光性皮炎；鱼腥草注射液可导致过敏性紫癜、荨麻疹、红斑、红疹、瘙痒、大表皮松解萎缩性药物皮炎、末梢神经炎，甚至可致过敏性休克，乃至死亡。

现代研究

全草主要含挥发油，油中含抗菌成分鱼腥草素、新鱼腥草素、月桂烯，另外尚含一些黄酮类化合物、有机酸类，能增强机体免疫功能，对病毒、钩端螺旋体、致病性真菌等均有不同程度的抑制作用。还具有利尿、抗肿瘤作用。

常用单方

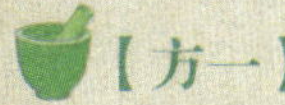

【方一】

鲜鱼腥草 50～100 克

【用法】取上药（干品减半），水煎服，每天 1 剂。如用鲜品，可先嚼服药叶 20 ~ 40 克，则效果更佳。

【功能主治】清热解毒、抗菌止痢。主治急性细菌性痢疾。

【疗效】据邹桃生报道，应用本方治疗 300 例，疗效颇佳，一般 2 ~ 3 剂可愈。

【来源】《浙江中医杂志》（1988）

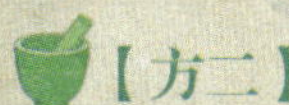

【方二】

鱼腥草 180 克

【用法】取上药，加白糖 30 克，水煎服，每天 1 剂，连服 5 ~ 10 剂。

【功能主治】清热解毒、利湿退黄。主治急性黄疸性肝炎。

【疗效】据李学志报道，应用本方治疗 20 例，全部痊愈。

【来源】《山东医药》（1979）

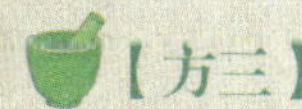

【方三】

鲜鱼腥草 50～150 克

【用法】取上药，冰糖适量。先把鱼腥草洗净，捣烂，然后把冰糖放入 200 ~ 500 毫升水中煮沸，再冲入鱼腥草中，加盖 5 ~ 7 分钟后即可服用。每天 1 ~ 2 次，连服 4 天。主治风热咳嗽。

【疗效】据李桂贯报道，应用本方治疗 66 例，总有效率为 98.5%。

【来源】《广西中医药》（1994）

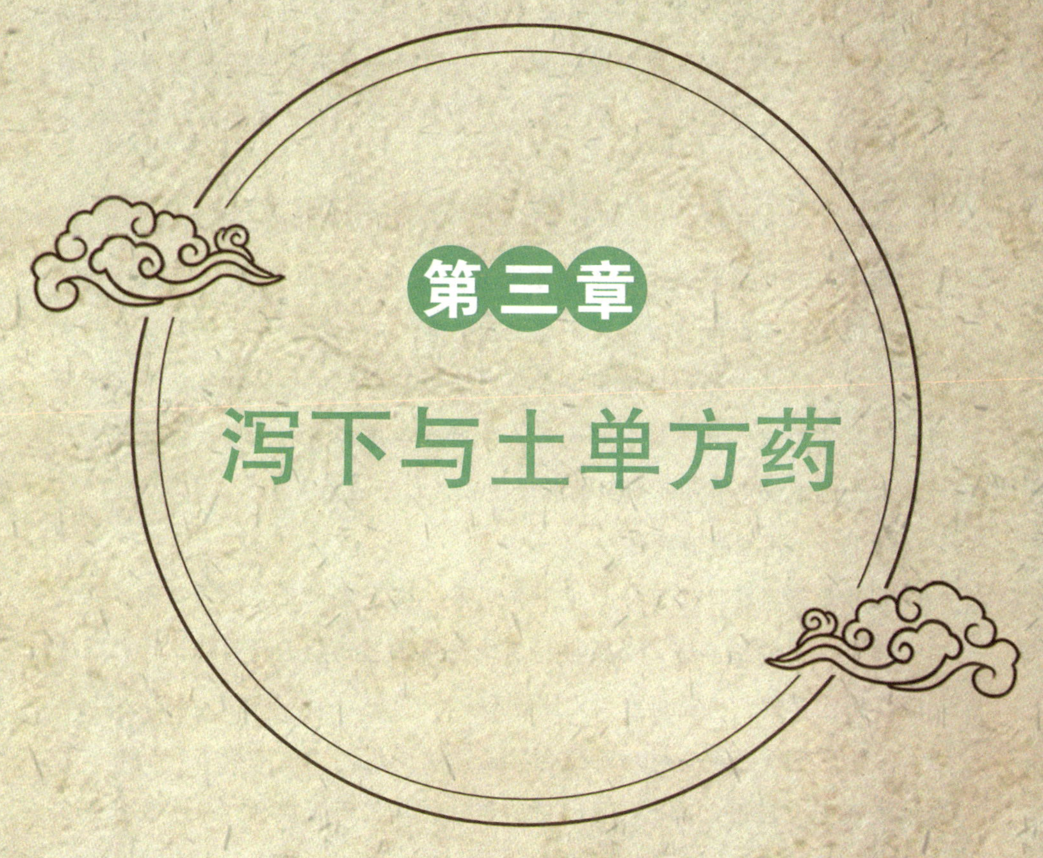

第三章

泻下与土单方药

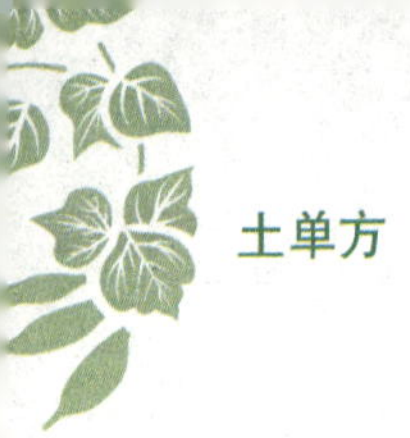

凡能攻积、逐水，引起腹泻，或润肠通便的药物，称为泻下药。

泻下药用于里实的症候，其主要功用，大致可分为三点：一为通利大便，以排除肠道内的宿食积滞或燥屎；一为清热泻火，使实热壅滞通过泻下而解除；一为逐水退肿，使水邪从大小便排出，以达到驱除停饮、消退水肿的目的。

根据泻下作用的不同，一般可分攻下药、润下药和峻下逐水药三类。

攻下药的作用较猛，峻下逐水药尤为峻烈。这两类药物，奏效迅速，但易伤正气，宜用于邪实正气不虚之症。对久病正虚、年老体弱以及妇女胎前产后、月经期等均应慎用或禁用。润下药的作用较缓和，能滑润大肠而解除排便困难，且不致引起大泻，故对老年虚弱患者，以及妇女胎前产后等由于血虚或津液不足所致的肠燥便秘，均可应用。

泻下药应用注意事项：

1.泻下药因其性能可分为攻下、润下、峻下逐水三类不同药物，在应用上各有一定的适应证，必须根据病情选用适当药物进行治疗，否则病重药轻，不能奏效，病轻药重，又易伤正。

2.泻下药每因兼夹病症而配合其他药物同用，如里实兼有表证者，可与解表药配合应用，采用表里双解的治法；里实而正虚者，采用攻补兼施之法，使泻下而不伤正。

3.攻下药，药性较猛，峻下逐水药尤为峻烈，且多具毒性，此两类药物内服，易于耗伤正气，故必须注意用量用法，且中病即止，不可久服多服；体质虚弱及妇女胎前产后，均当慎用。

4.部分攻下药和润下药，服后往往有腹痛等反应，可事前告知病人，以免疑惧。

一、攻下药与土单方

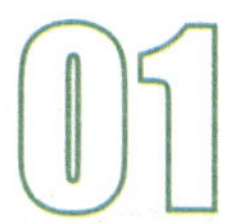

大黄

来　　源：为蓼科植物掌叶大黄、唐古特大黄或药用大黄的干燥根或根茎。

别　　名：黄良、火参、肤如、将军、锦纹大黄、川军。

处方用名：大黄、西大黄、川大黄、锦纹、西锦纹、生锦纹、西吉、川军、大黄粉、制川军、生大黄、生军、制军、熟军、炒大黄、熟大黄、酒大黄、酒军、黑大黄、大黄炭等。

用法用量：5 ~ 10 克，煎服。用作通便宜后下。

产地采收

9—10 月选择生长 3 年以上的植株，挖取根茎，切除茎叶、支根，刮去粗皮及顶芽，风干、烘干或切片晒干。

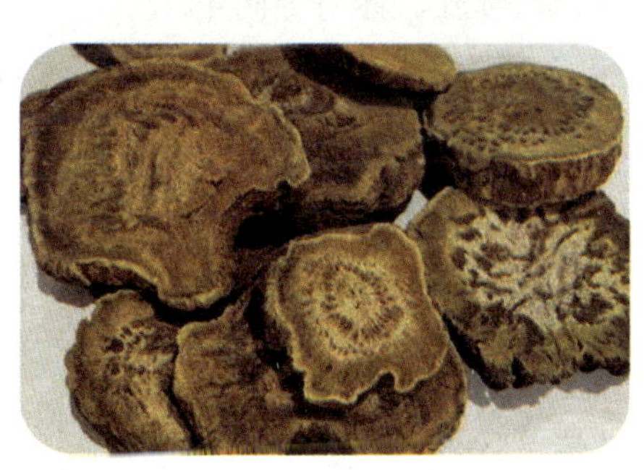

炮制研究

处方中写大黄、西大黄、川大黄、西吉、川军均指生大黄，又称生军，为原药去杂质，润透切片生用入药者，偏于泻下。

酒大黄又名酒军。为大黄片用黄酒喷淋拌匀，闷润吸尽，再用文火微炒入药者，偏于活血。

熟大黄又名制大黄、熟军、制军。为大黄块用黄酒喷淋拌匀，放瓦罐内密封，再放入锅中隔水炖透，取出晾干入药者，偏于活血。

黑大黄又名大黄炭。为大黄片放锅内用微火炒，待冒黄烟，大黄片呈棕黑色时，取出晾凉入药者，偏于止血。

性味归经

苦，寒。入胃、脾、心、大肠、肝经。

功能主治

泻下攻积，清热泻火，止血，解毒，活血祛瘀。

1.用于大便燥结，积滞泻痢，以及热结便秘、壮热苔黄等症。大黄泻下通便、清除积滞，故可用于大便不通及积滞泻痢、里急后重、溏而不爽等症；又因它能苦寒泄热，荡涤肠胃积滞，对于热结便秘、高热神昏等属于实热壅滞的症候，用之可以起到清热泻火的作用。在临床应用时，本品常与芒硝、厚朴、枳实等配伍。

2.用于火热亢盛、迫血上溢，以及目赤暴痛，热毒疮疖等症。大黄泻下泄热，有泻血分实热的功效，故又能用治血热妄行而上溢，如吐血、衄血；对目赤肿痛、热毒疮疖等症属于血分实热壅滞的症候，可配黄连、黄芩、牡丹皮、赤芍等同用。

3.用于产后瘀滞腹痛，瘀血凝滞、月经不通，以及跌打损伤、瘀滞作痛等症。大黄入血分，又能破血行瘀，故可用于上述瘀血留滞的实证，在使用时须配合活血行瘀的药物，如桃仁、赤芍、红花等同用。此外，大黄又可清化湿热而用于黄疸，临床多与茵陈、山栀等药配伍应用；如将本品研末，还可作为烫伤及热毒疮疡的外敷药，具有清热解毒的作用。

凡表证未罢，血虚气弱，脾胃虚寒，无实热、积滞、瘀结，以及胎前、产后，均应慎服。

毒副作用

生大黄尤其是鲜大黄服用过量可引起恶心、呕吐、腹痛、头昏。大黄蒽醌衍生物部分可从乳汁分泌，授乳妇女使用，可致乳婴腹泻，故应慎用。大黄蒽醌类具有肝毒性，大鼠服用3～9个月，可出现肝组织退行性变化及甲状腺癌。动物还可引起性腺退变及萎缩，可使妊娠大鼠死胎率增加，但尚未见胎仔畸形，故孕妇慎用。

现代研究

掌叶大黄、唐古特大黄及药用大黄的根状茎和根中含有蒽醌类化合物约3%，包括游离和结合状态的大黄酚、大黄酸、芦荟大黄素、大黄素、蜈蚣苔素、大黄素甲醚。其主要的泻下成分为结合性大黄酸，二蒽酮类化合物——番泻苷A、B、C。此外，尚含鞣质以及游离没食子酸、桂皮酸及泻苷其酯类等。本品有增加血小板、促进血液凝固等止血作用。本品可促进胆汁等消化液分泌，有利胆、排石、增进消化、保肝及退黄疸作用。大黄煎剂有抗炎和解热作用。大黄酊剂、浸剂经家兔试验有降压作用。大黄素对抗乙酰胆碱引起的小鼠离体肠痉挛作用强于对抗豚鼠气管痉挛的作用。本品有降低血清高胆固醇的作用。掌叶大黄及大黄酸、大黄素均有利尿作用，以大黄酸作用最强。大黄可提高患者体内干扰素水平。大黄对慢性肾功能不全大鼠，可明显降低血中尿素氮及肌酐含量。大黄能提高小鼠腹腔巨噬细胞的吞噬功能，对大鼠实验性胃溃疡有保护作用。大黄水煎液对小鼠肝匀浆过氧化脂质的生成具有明显的抑制作用。大黄及其提取物使大鼠胰淀粉酶活性降低。大黄酸及大黄素对小鼠黑色素瘤有抑制作用，大黄对酪氨酸酶有显著的竞争性抑制作用。大黄及其成分对艾氏腹水癌、肺癌、P388白血病及小鼠乳腺癌等均有抑制作用。大黄的抗菌作用强，抗菌谱广，其有效成分已证明为蒽醌衍生物，其中以大黄酸、大黄素和芦荟大黄素的抗菌作用最好。此外对皮肤真菌亦有抗菌作用。蒽醌衍生物对机体免疫功能呈明显抑制，而大黄多糖则可明显提高机体免疫功能。此外，还有健胃、止血等作用。

⊙ 常用单方 ⊙

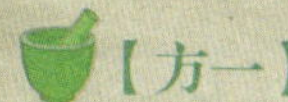

生大黄适量

【用法】取上药，烘干，研为细末，备用。临用时以醋调匀（小儿

可将醋稀释后用），外敷患处，每天或隔天清洗后更换。

【功能主治】清热解毒。主治甲沟炎。

【疗效】据李国仁报道，应用本方治疗 15 例，经 1 ～ 3 周治愈 14 例，无效 1 例。

【来源】《新医药学杂志》（1979）

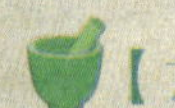【方二】

生大黄 30 克

【用法】取上药，加水 200 毫升，煎沸，做保留灌肠，每天上午、下午各 1 次，疗程为 5 ～ 7 天。

【功能主治】清热解毒，散瘀泄浊。主治肾功能衰竭。

【疗效】据钱华平等报道，应用本方治疗 5 例，症状改善，尿量增多，神志清楚，而且血中非蛋白氮、肌酐、尿素氮均有下降。

【来源】《中医杂志》（1980）

02 芒硝

来　　源：为矿物芒硝经煮炼而得的精制结晶。

别　　名：盆硝、芒硝。

处方用名：芒硝、朴硝、英硝、马牙硝、风化硝（将芒硝置于空气中，失去结晶水后，形成的白色粉末，功效与芒硝相似）、皮硝（为芒硝的粗制品，一般作为外用）、硝石、牙硝等。

用法用量：内服，10 ～ 15 克，冲入药汁内或开水溶化后服；或入丸、散。外用，研细点眼或水化涂洗。

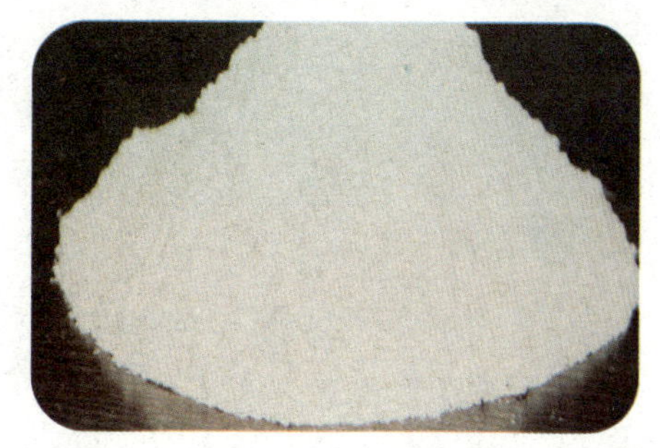

产地采收

主产于河北、河南、山东、江苏、安徽等地的碱土地区。

炮制研究

取天然产的芒硝，用热水溶解，过滤，放冷即析出结晶，通称朴硝。再取萝卜洗净切片，置锅内加水煮透后，加入朴硝共煮，至完全溶化，取出过滤或澄清后取上层液，放冷，待析出结晶，干燥后即为芒硝（每朴硝50千克，用萝卜5～10千克）。也有取天然产的芒硝，经煮炼、过滤，冷却后，取上层的结晶为芒硝，下层的结晶为朴硝。

性味归经

苦、咸，寒。归胃、大肠经。

功能主治

泻下，软坚，清热。用于实热积滞、大便燥结。芒硝味咸苦而性大寒，功能润燥通便而泻实热，故对实热积滞、大便秘结之症，常配合大黄相须为用，泻热导滞的作用较为显著。此外，芒硝外用能清热消肿，如皮肤疮肿，或疮疹赤热、痒痛，可用本品溶于冷开水中涂抹；口疮、咽痛，可用本品配合硼砂、冰片等外吹患处，有清凉、消肿、止痛的功效。

注意事项：脾胃虚寒及孕妇忌服。

现代研究

现代研究表明，芒硝主含含水硫酸钠，尚含少量食盐、硫酸钙、硫酸镁等。由于硫酸根离子不易被肠黏膜吸收，存留肠内形成高渗溶液，使肠内水分增加，容积增大，引起机械刺激，从而促进肠蠕动而发挥导泻通便作用。此外，对阑尾及脾脏的网状内皮系统有明显的刺激作用，使其增生并增强其吞噬能力。少量多次口服有一定的利胆作用。此外，本品还有抗感染作用。

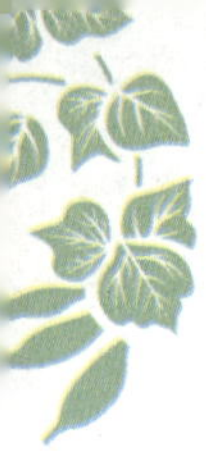

◎ 常用单方 ◎

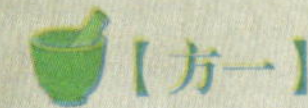

【方一】

芒硝 30～60 克

【用法】取上药，用布包好。外敷腹部。

【功能主治】清热消积。主治小儿食积。

【疗效】据夏治平报道，应用本方治疗本病 10 余例，效果良好。

【来源】《广西中医药》（1984）

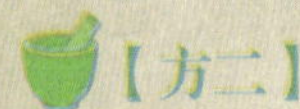

【方二】

朴硝 500 克

【用法】取上药，用开水 750 毫升溶化，待温度降至 20 ℃～30 ℃时洗浴，每天 1 次。

【功能主治】清热止痒。主治慢性湿疹、疥疮等皮肤瘙痒症。

【疗效】据徐初建报道，应用本方治疗 41 例，取得较好效果。一般 2 次即可见效，重者亦可与活血祛风药水煎内服，效果更好。

【来源】《四川中医》（1985）

03 芦荟

来　　源：为双子叶植物药百合科植物库拉索芦荟、好望角芦荟或斑纹芦荟叶中的液汁经浓缩的干燥品。

别　　名：卢会、讷会、象胆、奴会、劳伟。

处方用名：芦荟、老芦荟、新芦荟。

用法用量：每次 1～2 克，宜作丸、散剂用，一般不入煎剂。

产地采收

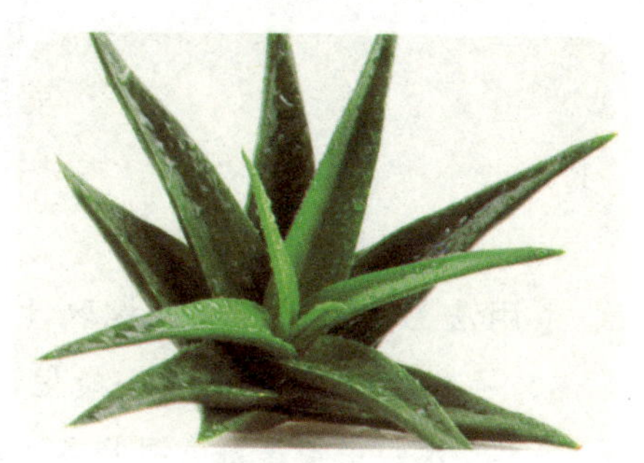

全年可采。割取叶片，收集其流出的液汁，置锅内熬成稠膏，倾入容器，冷却凝固。

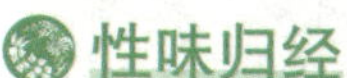

性味归经

苦，寒。归肝、大肠经。

功能主治

泻热通便，杀虫，凉肝。

1.用于热结便秘或习惯性便秘。本品泻火通便，能治热结便秘、头晕目赤、烦躁失眠等症，可与茯苓、朱砂等配伍应用。

2.用于肝经实火、头晕头痛、躁狂易怒等症。芦荟味苦性寒，既能凉肝清热，又可泻热通便，故对肝经实火而兼大便秘结者，可以起到“釜底抽薪”的功效。临床用此治疗肝经实火的躁狂易怒、惊悸抽搐等症，常与龙胆、黄芩、黄柏、黄连、大黄、当归等同用。

3.用于蛔虫腹痛或小儿疳积等症。本品既能泄热通便，又能驱虫，故对蛔虫腹痛，可与使君子、苦楝根皮等配合应用。此外，本品外用有杀虫之功，可用治癣疾。

脾胃虚寒及孕妇忌服。

现代研究

现代研究表明，芦荟含芦荟大黄素、芦荟大黄素苷等，还含微量挥发油。有泻下作用，其作用部位主要在大肠。能抑制肿瘤生长、延长患瘤动物的生存期。可增强机体免疫功能，促进创口再生愈合。还有抑菌、抗炎、护肝、镇静等作用。

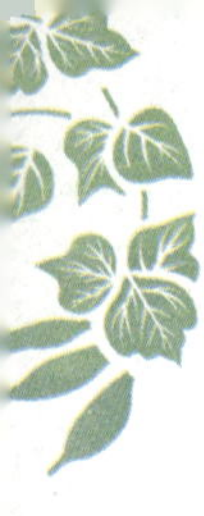

⊙常用单方⊙

鲜芦荟叶适量

【用法】取上药，洗净榨取汁，加入普通膏剂化妆品中（浓度为5%～7%）。使用时按一般化妆品用法涂擦，但用量宜稍多。轻者每天1次，中度者每天早晚各1次，重度者每天早、中、晚各1次。

【功能主治】清热美容。主治青年痤疮。

【疗效】据王啸天报道，应用本方治疗140例，显效（皮疹全部消退）82例，有效54例，无效4例。对伴有脓头、红肿或有脓性分泌物者疗效为佳。

【来源】《辽宁中医杂志》（1987）

04 番泻叶

来　　源：为双子叶植物药豆科植物狭叶番泻或尖叶番泻的小叶。

别　　名：旃那叶、泻叶、泡竹叶、印度番泻叶。

处方用名：泻叶、番泻叶。

用法用量：用温开水泡服，1.5～3克；煎服，5～9克，宜后下。

产地采收

1.狭叶番泻：在开花前摘取叶，阴干，按叶片大小和品质优劣分级，用水压机打包。

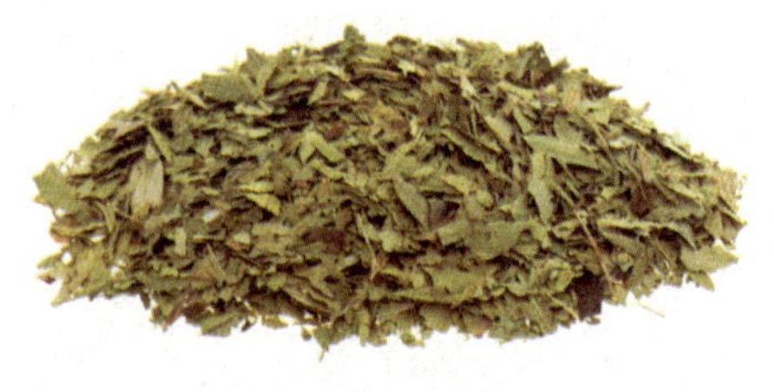

2.尖叶番泻：在果实成熟时，剪下枝条，摘取叶片，晒干，按完整叶

与破碎叶分别包装。

性味归经

甘、苦，寒。归大肠经。

功能主治

泻下导滞。用于热结便秘。本品性寒味苦，质黏而润滑，能进入大肠经泻积热而润肠燥，故可用于热结便秘。但服量不宜过大，过量则有恶心、呕吐、腹痛等副作用，一般配木香、藿香等行气和中药品同用，可减少此弊。

体虚及孕妇忌服。

毒副作用

尖叶番泻叶 1 次服用 100 克及持续服用，可出现中毒症状。中毒者均表现神经系统障碍，用药剂量与持续时间成正比。大剂量 20 分钟后出现头晕，行路摇晃，口唇、颜面及四肢麻木等。总之，服用有效剂量番泻叶及其制剂具有安全、有效和不良反应小的特性，但大剂量和（或）长期滥用，能引起低血钾，可能的肠黏膜损伤，可能的药物性敏感性降低等。因此，番泻叶及其制剂用量以软便排泄为度，短期用药可以增强其安全性和有效性。

现代研究

现代研究表明，番泻叶主含番泻苷，还含有大黄酸、大黄酚的葡萄糖苷及少量芦荟大黄素葡萄糖苷等。番泻叶的有效成分直接刺激肠道引起强烈蠕动，使肠内容物的运输及大肠的排空运动加速，临床多用于老年性便秘及顽固性便秘，可发挥较好的疗效。还用于泌尿系统 X 线造影、腹部 X 线摄平片、乙状结肠镜等检查前全肠排空，对较小的和多发病灶观察尤为清晰，同时还可避免因清洁肠道灌肠引起的肠黏膜水肿和肠痉挛。它还有抗菌作用，对多种细菌及皮肤真菌有抑制作用。

常用单方

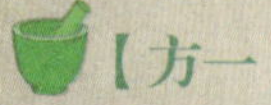

【方一】

番泻叶 9 克

【用法】取上药，冲开水约 150 毫升，经 3 ～ 5 分钟，弃渣，1 次服下。如便秘时间过久，隔 10 分钟将药渣再泡服 1 次。

【功能主治】泻下通便。主治产褥期便秘。

【疗效】据高鸿箴报道，应用本方治疗 100 例，多数病人服 1 次即可见效。服药后少数人有轻度下腹疼痛，未见乳汁减少、恶露增多或全身不适等不良影响；且通便后子宫复旧良好，恶露减少。但平素脾胃虚弱者不宜服用。

【来源】《中医杂志》（1966）

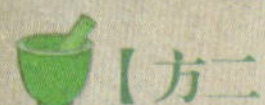

【方二】

番泻叶 10～15 克

【用法】取上药，用白开水 200 毫升冲泡服，每天 2 ～ 3 次。病重者除口服外，再以上药泡水取汁保留灌肠，每天 1 ～ 2 次。

【功能主治】通腑泄热，消炎止痛。主治急性胰腺炎。

【疗效】据张健报道，应用本方治疗 130 例，全部治愈。平均住院 4.8 天，腹痛缓解平均 2.1 天，体温恢复正常平均 1.8 天，尿淀粉酶测定恢复正常平均 3.1 天。

【来源】《福建中医药》（1983）

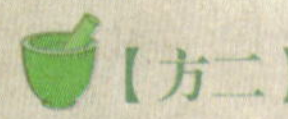

【方三】

番泻叶 4 克

【用法】取上药，用开水 150 ～ 300 毫升泡 10 分钟。分 2 ～ 3 次服，连服数天至乳断。服药期间可有轻度腹痛、便稀，无其他明显不适。

【功能主治】回乳断奶。主治奶水过多或欲断奶者。

【疗效】据李明等报道，应用本方治疗 56 例，短则 3 天，长则 7 天而乳回。

【来源】《四川中医》（1989）

二、峻下逐水药与土单方

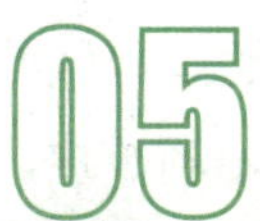

05 牵牛子

来　　源：为双子叶植物药旋花科植物牵牛或毛牵牛等的种子。

别　　名：草金铃、金铃、黑牵牛、白牵牛、黑丑、白丑。原植物牵牛又名：盆甑草、狗耳草、牵牛花、勤娘子、姜花、裂叶牵牛、打碗花、江良科、常看藤叶牵牛、喇叭花。毛牵牛又名：圆叶牵牛、紫花牵牛。

处方用名：二丑、黑白丑、牵牛子、炒二丑、黑丑、白丑、炒黑白丑、黑牵牛、白牵牛。

用法用量：内服，入丸、散，每次 1.5 ~ 3 克；煎服，3 ~ 9 克。

产地采收

牵牛全国各地均有分布。毛牵牛全国大部分地区有分布。7—10 月果实成熟时，将藤割下，打出种子，除去果壳杂质，晒干。

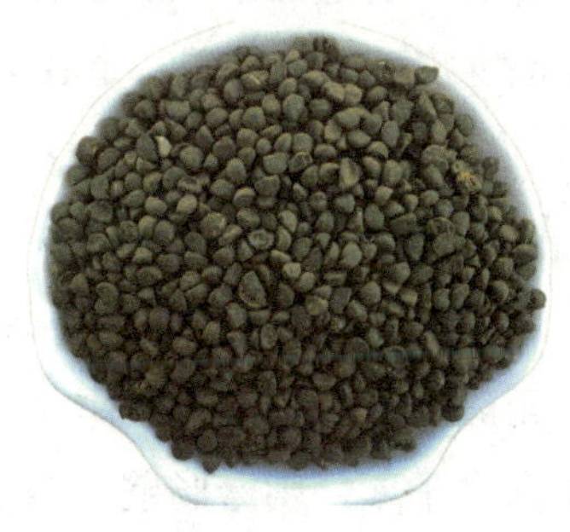

炮制研究

处方中写二丑、黑白丑、牵牛子、黑丑、白丑等均指生牵牛子。为原药去杂质生用捣碎入药者。炒二丑又名炒牵牛子，为净牵牛子用文火炒至微黄捣碎入药者，减缓毒性，增强消积功效。

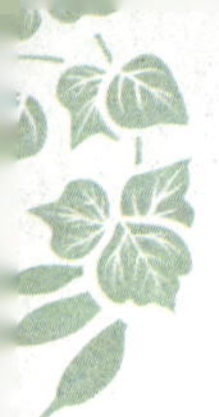

性味归经

苦，寒，有毒。入肺、肾、大肠经。

功能主治

泄水消肿，祛痰逐饮，杀虫攻积。

1.用于水肿腹水、二便不利、脚气等症。牵牛子泻下之力颇强，又能通利小便，可使水湿从二便排出而消水肿。如治水肿喘满、二便不利等症，可配合桑白皮、木通、白术、陈皮等同用；如用于腹水肿胀，可配合攻下逐水药如甘遂、芫花、大戟等同用。

2. 用于痰壅气滞、咳逆喘满。牵牛子泻下而能祛痰逐饮，痰饮去则气机得畅，喘满得平，常与葶苈子、杏仁等配合应用。

3. 用于虫积腹痛。牵牛子既能驱杀肠寄生虫，并有泻下作用，使虫体得以排除，常配伍槟榔、大黄等同用，对蛔虫、绦虫都有驱杀作用。

注意事项：孕妇及胃弱气虚者忌服。

毒副作用

对人体有毒性，大量服用除直接引起呕吐、腹痛及黏液血便外，还可刺激肾脏，引起血尿，严重者可损及神经系统，尤以舌下神经易受损，致舌运动麻痹而语言障碍，重者可致昏迷。

现代研究

现代研究表明，牵牛子含牵牛子苷、牵牛子酸、没食子酸以及麦角醇、裸麦角碱、野麦角碱等。牵牛子有明显的泻下作用，牵牛子苷在肠内水解产生牵牛子素，刺激肠壁，增加蠕动，导致泻下。此药由尿排泄，能加强肾脏的活动，使尿量增加。牵牛子苷能兴奋离体兔肠和离体大鼠子宫。体外试验对蛔虫和绦虫有一定杀灭效果。

常用单方

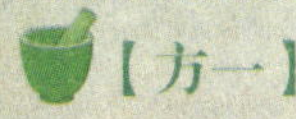

【方一】

牵牛子适量

【用法】取牵牛子等分，炒熟，研成粉末，用鸡蛋1个加油煎至将成块时，把药粉撒在蛋上，于早上空腹服用，成人每次服3～4.5克，小儿酌减，每隔3天服1次，严重者可服3次。

【功能主治】泻下驱虫。主治蛲虫病。

【疗效】据杨子元报道，应用本方治疗41例，全部治愈，一般2次即可。

【来源】《新中医》（1977）

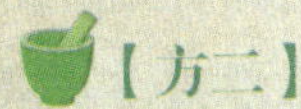

【方二】

牵牛子10克

【用法】取上药，研成细粉，加入面粉100克（二者比例为1∶10），烙成薄饼。空腹1次食尽，半月后重复1次。儿童用量减半。

【功能主治】泻下驱虫。主治蛲虫病。

【疗效】据王云翔报道，应用本方治疗35例，经治1次后症状全部消失，随访3～6月，只有2例复发（估计与再次感染虫卵有关）。

【来源】《新中医》（1988）

06 甘遂

来　　源：为双子叶植物药大戟科植物甘遂的根。

别　　名：主田、重泽、苦泽、甘泽、陵藁、甘藁、电丑、陵泽、肿手花根。

处方用名：甘遂、漂甘遂、生甘遂、制甘遂、煮甘遂、醋甘遂、煨甘遂等。

用法用量：入丸散服，每次0.5～1克。外用适量，生用。内服醋制用，以减低毒性。本品药性峻烈，非气壮邪实者禁用。

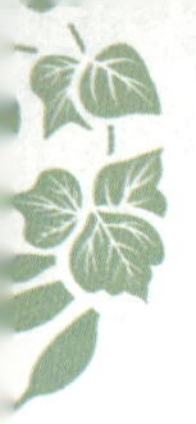

产地采收

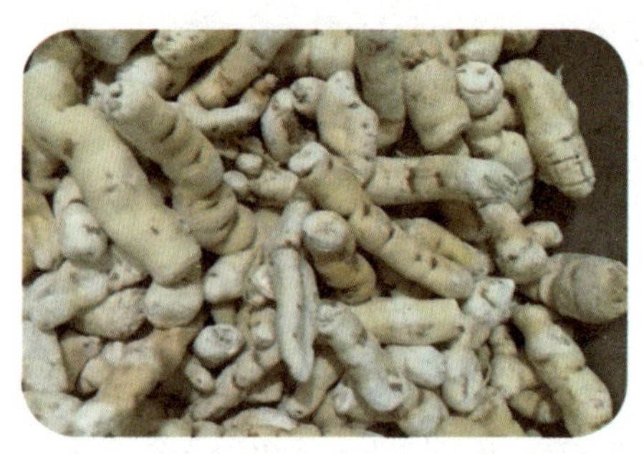

分布陕西、河南、山西、甘肃、河北等地。药材主产陕西、山东、甘肃、河南等地。春季开花前或秋末茎苗枯萎后采挖根部，除去泥土、外皮，以硫黄熏后晒干。

炮制研究

处方中写甘遂、漂甘遂指生甘遂，为原药去杂质在清水中反复浸漂，捞出切片晒干入药者。制甘遂又名煮甘遂，为漂甘遂与豆腐同煮至无白心时捞出，晒干切片入药者，毒性减小，药效增强。醋甘遂为漂甘遂片用米醋拌匀，稍闷，待醋吸干，再用文火炒至深黄色入药者，毒性减小。煨甘遂为漂甘遂片用麦麸炒至深黄色取出晾凉入药者。

性味归经

苦，寒，有毒。归肺、肾、大肠经。

功能主治

泄水逐饮，消肿散结。

1. 用于水肿腹水，留饮胸痛，以及癫痫等症。甘遂为峻下之品，具有攻水逐饮之功，故可用于胸水腹水、面浮水肿等症，常配合牵牛子、大戟、芫花等药同用。由于本品功能逐饮祛痰，故又能用于痰迷癫痫，可配朱砂应用。

2. 外用于湿热肿毒之症。甘遂研末水调外敷，能消肿破结，故可用于因湿热壅滞而结成的肿毒，但主要宜用于初起之时，并须配合清热解毒药内服。

注意事项：气虚、阴伤、脾胃衰弱者及孕妇忌服。

毒副作用

毒副作用大，可引起呼吸困难，血压下降等。醋制后其泻下作用和毒性均有减轻。

现代研究

现代研究表明，甘遂含多种二萜类成分，如甘遂萜酯等。有明显的泻下作用，而以生甘遂作用较强，但毒性也大，具有抗生育作用，能终止妊娠。还能抑制机体免疫功能。此外，尚有镇痛、抗白血病作用。小鼠口服生甘遂和炙甘遂的乙醇浸膏，均呈明显泻下现象。甘遂注射液能使母体血浆及羊水中前列腺素明显增高。甘遂水煎剂对大鼠无利尿作用，反而有尿量减少的倾向。甘遂乙醇及乙醚浸剂对实验性腹水大鼠的排尿量比水煎剂高。甘遂水煎醇沉物对免疫系统有明显的抑制作用。甘遂根的95%乙醇提取物有抗白血病作用。生甘遂小量能使离体蛙心收缩力增强，但其频率不变，大量时则抑制蛙心收缩。甘遂中含有的甘遂萜酯有镇痛作用。甘遂注射液无致畸和致突变作用。

常用单方

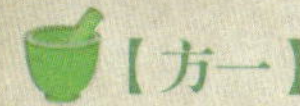

【方一】

生甘遂适量

【用法】取上药，研末。每次1.5～2克，口服，连续服用7～20天。

【功能主治】逐饮消肿。主治胸腔积液。

【疗效】据郑平报道，应用本方治疗18例，获得满意疗效。

【来源】《中药通报》（1987）

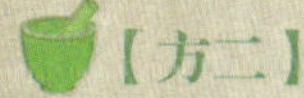

【方二】

甘遂适量

【用法】取上药，研为细粉。吞服，每次2克，每3～4小时1次。

【功能主治】泻下通便，通腑散结。主治麻痹性肠梗阻、机械性肠梗阻、蛔虫性肠梗阻、粘连性肠梗阻。

【疗效】据张漠瑞报道，应用本方治疗各种肠梗阻10例，均获得较

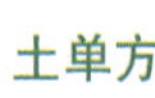

好效果。

【来源】《浙江中医杂志》（1990）

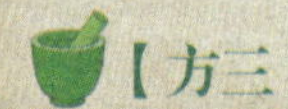
【方三】

生甘遂 50 克

【用法】取上药，研为细末。再取鸡蛋 20 枚，煮熟去壳，用竹筷子将蛋戳洞穿透，然后将甘遂与鸡蛋放入水中同煮 15 分钟，弃去药汤、药渣。每次进食鸡蛋 1 个，每天 2 次。

【功能主治】消肿散结。主治慢性淋巴结炎。

【疗效】据张建如报道，应用本方治疗 21 例，治愈 16 例，好转 4 例，无效 1 例。

【来源】《辽宁中医杂志》（1990）

07 大戟

来　　源：为双子叶植物药大戟科植物大戟或茜草科植物红芽大戟的根。

别　　名：下马仙。

处方用名：大戟、大吉、京大戟、红大戟、醋大戟、煨大戟、红牙大戟、红芽大戟。

用法用量：煎服，1.5 ~ 3 克；入丸散服，每次 1 克。外用适量，生用。内服醋制用，以减低毒性。

产地采收

1. 大戟分布东北、华东地区及河北、河南、湖南、湖北、四川、广东、广西等地。

2. 红芽大戟分布福建、广东、广西、贵州、云南、西藏等地。春季未发芽前，或秋季茎叶枯萎时采挖，除去残茎及须根，洗净晒干。

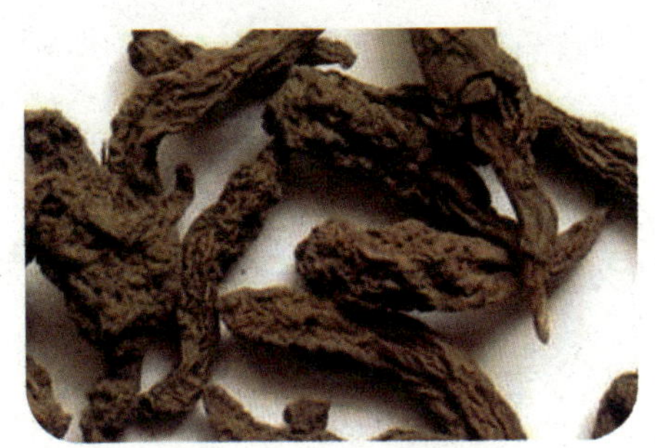

炮制研究

处方中写大戟、大吉、京大戟、红大戟等均指生大戟，为原药去杂质，洗净，润切晒干入药者。有毒，用量宜小。醋大戟为大戟片用醋拌匀，至醋吸尽，再用文火炒干入药者，毒性减小。煨大戟为大戟片用麸炒至深黄色时取出晾凉入药者，减缓毒性。

性味归经

苦、辛，寒，有毒。归肺、肾、大肠经。

功能主治

泄水逐饮，消肿散结。

1. 用于水肿腹水，留饮胸痛等症。大戟攻水逐饮的功效，与甘遂相似，故可用于胸水、腹水、水肿喘满等症，多与甘遂、芫花等同用。

2. 用于疮痈肿痛及痧胀等症。本品外用能消肿散结，内服能攻泻而通结滞。如常用成方玉枢丹，即是红芽大戟配伍千金子、山慈姑、五倍子、雄黄、麝香等品而成，外涂用于消疮肿，内服治痧胀、腹痛、胸脘烦闷、呕吐泄泻等症。

注意事项：患虚寒阴水及孕妇忌服，体弱者慎用。

毒副作用

京大戟对人及家禽有强烈的毒性及刺激性，接触皮肤引起皮炎，口服可引起口腔黏膜及咽部肿胀，剧烈呕吐及腹痛，腹泻。严重者脱水，电解质紊乱，虚脱，肾功能不良，甚至肾功能衰竭。动物试验证明，本品如与

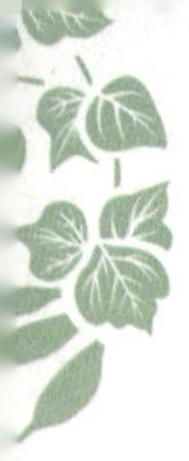

甘草配用，毒性明显增加。

现代研究

现代研究表明，京大戟含三萜类成分大戟苷、大戟色素体等，还含有生物碱及树脂等；红大戟含蒽类成分，均具有剧烈的致泻作用，但无明显利尿作用。京大戟的泻下作用和毒性均强于红大戟。红大戟对金黄色葡萄球菌、铜绿假单胞菌、志贺菌属、肺炎球菌及溶血性链球菌等有抑制作用。

常用单方

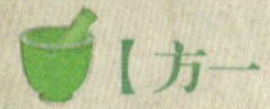

【方一】

新鲜红大戟全草 500 克

【用法】取上药，洗净后铁锅煎煮，取汁 300 毫升。顿服，出现呕吐下利后，狂势衰减不显者，次日继续用上药 250 克煎服。狂势得挫后，用糜粥调养。

【功能主治】逐饮消痰，镇静安神。主治躁狂型精神分裂症。

【疗效】据余惠民报道，应用本方治疗 12 例，均获痊愈。对全部病例进行远期疗效随访，其中 1 ～ 5 年者 6 例，6 ～ 10 年者 5 例，10 年以上者 1 例，均未见复发。本法只适应于邪正俱实者。

【来源】《广西中医药》（1987）

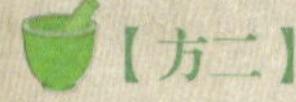

【方二】

红大戟 3 克

【用法】取上药，放在口中含服，每天 2 次。

【功能主治】解毒利咽。主治慢性咽炎。

【疗效】据李治方报道，应用本方治疗 54 例，痊愈 24 例，显效 21 例，好转 6 例，无效 3 例。

【来源】《江西中医药》（1987）

08 巴豆

来　　源：为双子叶植物药大戟科植物巴豆的种子。

别　　名：巴菽、刚子、江子、老阳子、双眼龙、猛子仁、巴果、巴米、双眼虾、红子仁、豆贡、毒鱼子、銮豆、贡仔、八百力、大叶双眼龙、巴仁、芒子。

处方用名：巴豆、巴豆仁、巴豆肉、大巴豆、肥江子、生巴豆、巴豆霜、炒巴豆仁。

用法用量：入丸散服，每次 0.1 ~ 0.3 克，一般不入煎剂。大多制成巴豆霜用，以减低毒性。外用适量。本品有大毒，故非急症必须时，不得轻易使用。

产地采收

分布四川、湖南、湖北、云南、贵州、广西、广东、福建、台湾、浙江、江苏。药材主产四川、广西、云南、贵州。以四川产量最大，质量较佳。此外，广东、福建等地亦产。8—9 月果实成熟时采收，晒干后，除去果壳，收集种子，晒干。

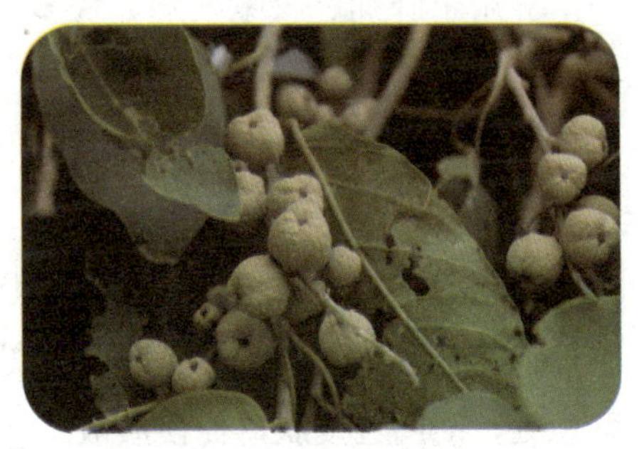

炮制研究

处方中写巴豆、大巴豆、肥江子、巴豆仁、巴豆肉均指炒巴豆仁，为原药用黏稠米汤浸拌，置阳光下曝晒去皮，取净。

仁炒至焦黑入药者，毒性减小。

生巴豆为净巴豆仁，生用入药者，有大毒，多外用。

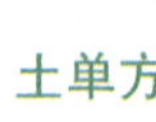

巴豆霜为生巴豆仁碾碎，用多层草纸包裹，压去油，然后研细过筛入药者。

性味归经

辛，热，有大毒。归胃、肺、大肠经。

功能主治

峻下冷积，逐水退肿，祛痰利咽，蚀疮。

1.用于寒积便秘，水肿腹水。巴豆药性猛烈，为温通峻下药，能祛寒积而通便秘，泻积水而消水肿，适用于身体实壮的水肿、腹水，以及寒积便秘等症。治寒积便秘，常配干姜、大黄等同用；治腹水水肿，可与杏仁等同用。

2. 用于小儿痰壅咽喉、气急喘促等症。巴豆对痰壅咽喉、气急喘促、胸膈胀满、窒息欲死，内服配胆南星等，有豁痰开咽的功效；如症情危急，也可用巴豆霜少量灌服，促使吐出痰涎而通闭塞。

3. 用于肺痈、咳嗽胸痛、痰多腥臭等症。巴豆祛痰作用甚强，用治肺痈，常配合桔梗、贝母等同用。

4. 用于痰迷心窍、癫痫等症。巴豆攻泻劫痰，治癫痫痴狂，常与朱砂、牛黄等药同用，以祛痰而治窍闭。

5. 用于疮疡化脓而未溃破者。巴豆外用有腐蚀作用，故可暂用于疮疡脓热而未溃破者，如验方咬头膏以巴豆配伍乳香、没药、蓖麻子等药，外贴患处，能腐蚀皮肤，促使溃破。

注意事项：无寒实积滞、孕妇及体弱者忌服。

毒副作用

巴豆有大毒，人服巴豆油 20 滴可致死。内服巴豆中毒的主要症状为急性胃肠道炎症，并可发生严重的口腔炎，咽喉炎，剧烈腹泻，水泻或黏液血便，脉搏快而弱，血压下降，甚至休克。

现代研究

现代研究表明，巴豆含巴豆油，油中含油酸、亚油酸、肉豆蔻酸、巴豆酸等，另含蛋白质等。巴豆泻下的有效成分是巴豆油，能刺激肠道蠕动而致泻，大量的巴豆油引起剧烈泻下，甚至导致死亡。巴豆油提取物有抗肿瘤作用，同时巴豆油、巴豆树脂、巴豆醇酯有促进肿瘤发生作用。极少量的巴豆油口服、腹腔注射或皮下注射小鼠，均呈现镇痛作用。巴豆煎剂有较强的抑菌作用。巴豆毒素能抑制蛋白质的合成。巴豆油能通过化学感受器的作用，反射性地升高动物血压。巴豆毒素能溶解红细胞，对血细胞有凝集作用。巴豆油对血小板凝聚有促进作用。巴豆对皮肤、黏膜有刺激性。巴豆水浸液对钉螺、鱼虾、田螺及蚯蚓等均有毒杀作用。

常用单方

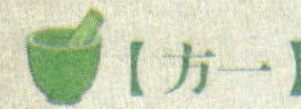

【方一】

巴豆仁适量

【用法】取上药，切碎，置胶囊内。每次服100毫克，小儿酌减，每4～5小时用药1次，至畅泻为度，每24小时不超过400毫克。

【功能主治】驱蛔利胆。主治胆绞痛、胆道蛔虫病。

【疗效】据武汉医学院第二附属医院中西医结合治疗急腹症小组报道，应用本方治疗胆绞痛100例（其中胆系感染82例，胆石症18例）、胆道蛔虫病55例，均获满意疗效。

【来源】《新医药学杂志》（1977）

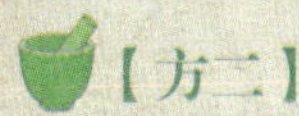

【方二】

巴豆仁60克

【用法】取上药及猪脚1对，小儿及体弱者减半，共放大容器内加水炖至猪脚熟烂，去巴豆仁和骨，不加盐，每天分2次空腹服。如未愈，每隔1周再服1次，可连服20剂。

【功能主治】消炎止痛。主治骨髓炎、骨结核、多发性脓肿。

【疗效】据文有章报道，应用本方治疗 23 例，痊愈 17 例，好转 5 例，无效 1 例。服药后每天腹泻次数少于 8 次而全身情况尚好者，属服药正常反应，不必处理。

【来源】《湖南医药杂志》（1979）

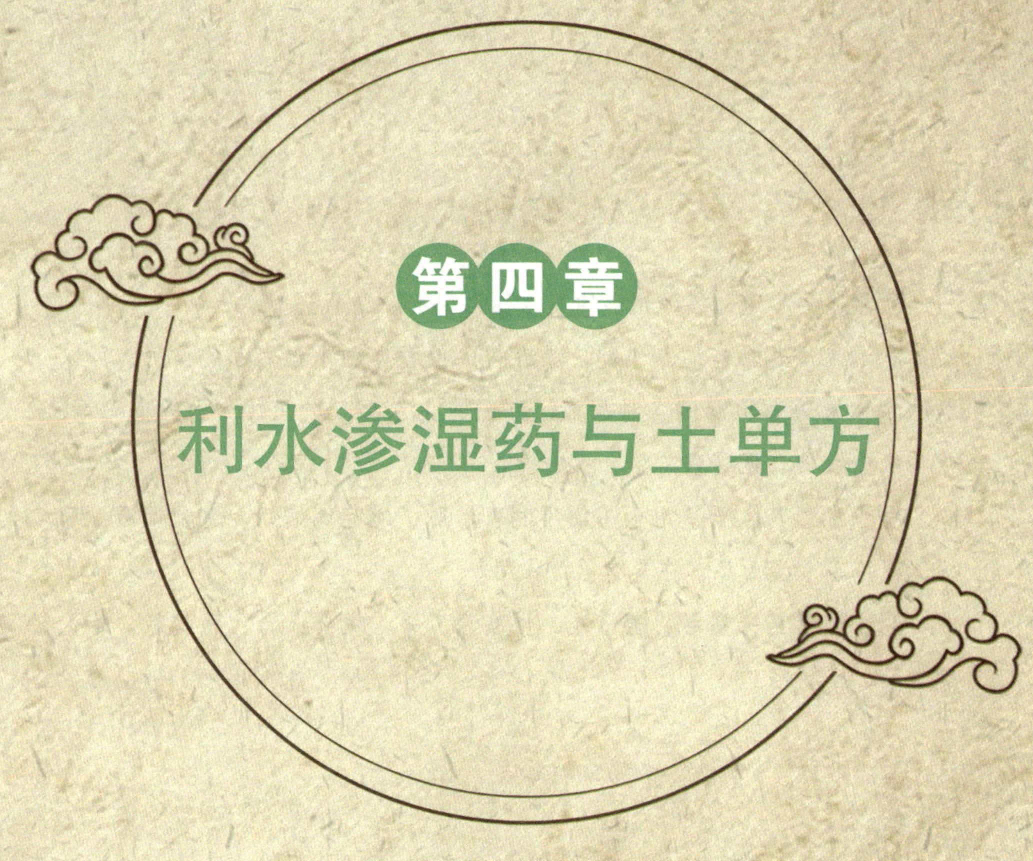

第四章

利水渗湿药与土单方

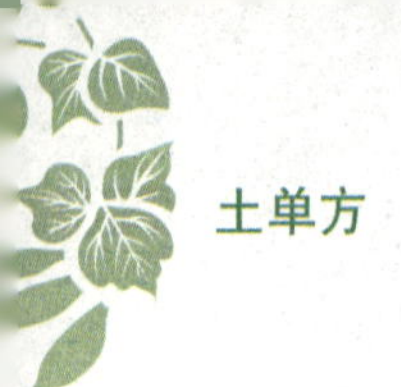

凡能通利水道，渗除水湿的药物称为利水渗湿药。

利水渗湿药功能通利小便，具有排除停蓄体内水湿之邪的作用，可以解除由水湿停蓄引起的各种病症，并能防止水湿日久化饮，水气凌心等，故临床应用具有重要意义。

利水渗湿药主要适用于小便不利、水肿、淋症等病症，对于湿温、黄疸、湿疮等水湿为患，亦具有治疗作用。

利水渗湿药味多甘、苦、淡，性多寒、平。主要归肾、膀胱经，兼入脾、肺、小肠经。

01 茯苓

来　　源：为菌类植物药多孔菌科植物茯苓的干燥菌核。

别　　名：茯菟、茯灵、茯零、茯苓、伏菟、松腴、绛晨伏胎、云苓、茯兔、松薯、松木薯、松苓。

处方用名：茯苓、云苓、云茯苓、白茯苓、朱茯苓、硃茯苓、茯苓片、朱衣茯苓、硃衣茯苓、辰茯苓、连皮苓、带皮苓、连皮茯苓等。

处方中写茯苓、云苓、白茯苓均指生白茯苓，为原药去皮切片入药者。

朱茯苓又名朱衣茯苓、辰茯苓。为平片苓用清水喷湿，外用朱砂粉涂红晾干入药者。

用法用量：煎服，10 ~ 15克。

产地采收

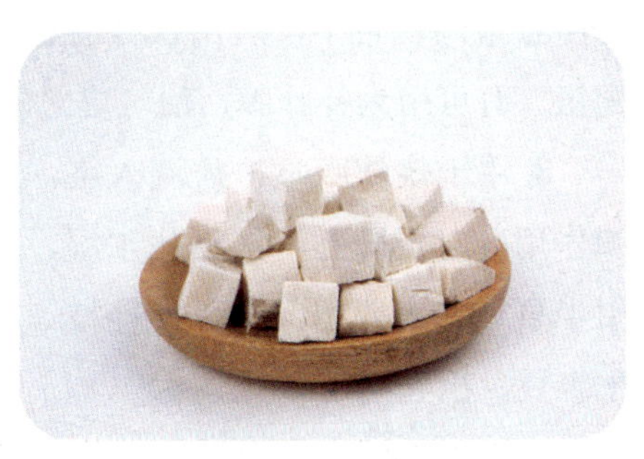

分布河北、河南、山东、安徽、浙江、福建、广东、广西、湖南、湖北、四川、贵州、云南、山西等地。药材主产安徽、湖北、河南、云南，此外贵州、四川、广西、福建、湖南、浙江、河北等地亦产。野生茯苓一般在7月至次年3月到马尾松林中采取。加工：茯苓出土后洗净泥土，堆置于屋角不通风处，亦可贮放于瓦缸内，下面先铺衬松毛或稻草一层，并将茯苓与稻草逐层铺叠，最上盖以厚麻袋，使其“发汗”，析出水分，然后取出，将水珠擦去，摊放阴凉处，待表面干燥后再行发汗。如此反复3～4次，至表面皱缩，皮色变为褐色，再置阴凉干燥处晾至全干，即为“茯苓个”。切制：于发汗后趁湿切制，亦可取干燥茯苓以水浸润后切制。将茯苓菌核内部的白色部分切成薄片或

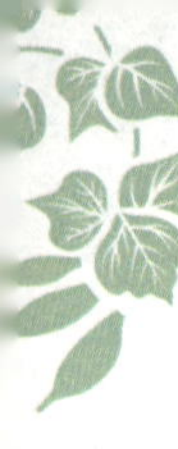

小方块，即为白茯苓；削下来的黑色外皮部即为茯苓皮；茯苓皮层下的赤色部分，即为赤茯苓；带有松根的白色部分，切成正方形的薄片，即为茯神。切制后的各种成品，均需阴干，不可炕晒，并宜放置阴凉处，不能过于干燥或通风。以免失去黏性或发生裂隙。

性味归经

甘、淡，平。归心、脾、肾经。

功能主治

利水渗湿，健脾，化痰，宁心安神。

1. 用于小便不利、水肿等症。茯苓功能利水渗湿，而药性平和，利水而不伤正气，为利水渗湿要药。凡小便不利、水湿停滞的症候，不论偏于寒湿，或偏于湿热，或属于脾虚湿聚，均可配合应用。如偏于寒湿者，可与桂枝、白术等配伍；偏于湿热者，可与猪苓、泽泻等配伍；属于脾气虚者，可与党参、黄芪、白术等配伍；属虚寒者，还可配附子、白术等同用。

2. 用于脾虚泄泻，带下。茯苓既能健脾，又能渗湿，对于脾虚运化失常所致泄泻、带下，应用茯苓有标本兼顾之效，常与党参、白术、山药等配伍。有可用为补肺脾，治气虚之辅佐药。

3. 用于痰饮咳嗽，痰湿入络，肩背酸痛。茯苓既能利水渗湿，又具健脾作用，对于脾虚不能运化水湿，停聚化生痰饮之症，具有治疗作用。可用半夏、陈皮同用，也可配桂枝、白术同用。治痰湿入络、肩酸背痛，可配半夏、枳壳同用。

4. 用于心悸，失眠等症。茯苓能养心安神，故可用于心神不安、心悸、失眠等症，常与人参、远志、酸枣仁等配伍。

注意事项：虚寒精滑或气虚下陷者忌服。

现代研究

现代研究表明茯苓中茯苓糖为主成分，含量为84.2%，硬烷含0.68%，纤维素含量2.84%，三萜类化合物茯苓酸、松苓酸。此外，尚含有组氨酸、胆碱、葡萄糖等其他成分。另有报道，茯苓中β-茯苓聚糖为主成分，即茯苓多糖，茯苓糖，约占干燥品的93%。其主要药理活性成分，具有抗肿瘤，提高免疫功能等作用。对免疫功能的影响。茯苓多糖体具有增强免疫功能的作用。它具有抗胸腺萎缩及抗脾脏增大和抑瘤生长的功能。羧甲基茯苓多糖还有免疫调节、保肝降酶、间接抗病毒、诱生和促诱生干扰素、减轻放射副反应、诱生和促诱生白细胞调节素等多种生理活性，无不良毒副作用。茯苓三萜化合物使胰岛素的分化诱导活性增强，三萜化合物本身也有分化诱导活性。

常用单方

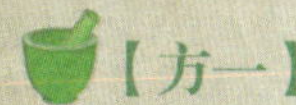

【方一】

茯苓500克

【用法】取上药，烘干，研为细末，备用。每次6克，每天2次，口服；或于睡前服10克。同时外用酊剂（补骨脂25克、墨旱莲25克，用200毫升75%乙醇溶液浸泡1周后即可），1天数次涂患处。

【功能主治】健脾生发。主治斑秃。

【疗效】据肖洪久报道，应用本方治疗8例，均在2个月内治愈，未出现副作用。

【来源】《中华皮肤科杂志》（1982）

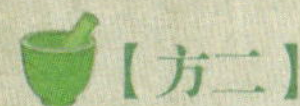

【方二】

伏令适量

【用法】取上药，研为细粉，炒后放瓷瓶内备用。1岁以内每次1克，每天3次，口服。

【功能主治】健脾渗湿止泻。主治婴幼儿秋季腹泻。

【疗效】据林源震报道，应用本方治疗93例，治愈79例，好转8例，无效6例。

【来源】《北京中医》（1985）

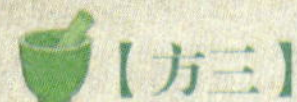

【方三】

茯苓适量

【用法】取上药，制成含量为30%的饼干。每次服8片（每片含生药3.5克），儿童减半，每天3次，1周为1个疗程。如制饼干有困难，则可采用研粉煮粥法，每次30克，每天3次。

【功能主治】健脾利水。主治水肿。

【疗效】据陈建南报道，应用本方治疗30例，显效23例，有效1例，无效6例。据观察，茯苓饼干的疗效比同量茯苓水煎液疗效满意。茯苓制成食品剂型，经220℃以上高温烘烤后，仍具排钠保钾作用。30例患者中，服本品前大便溏薄者24例，服用后1周左右大便完全恢复正常，睡眠好转11例，脾虚纳少者食欲日趋正常。

【来源】《上海中医药杂志》（1986）

02 泽泻

来　　源：为泽泻科植物泽泻的块茎。

别　　名：水泻、芒芋、鹄泻、泽芝、及泻、天鹅蛋、天秃、禹孙、禹泻、兰江、牛耳菜、酸恶俞。

处方用名：泽泻、泽泄、泽夕、炒泽泻、盐泽泻、盐水泽泻、建泽泻等。

用法用量：煎服，5 ~ 10克。

产地采收

分布黑龙江、吉林、辽宁、河北、河南、山东、江苏、浙江、福建、江西、四川、贵州、云南、新疆等地。四川、福建有大面积地栽培。药材主产福建、四川、江西，此外贵州、云南等地亦产。商品中以福建、江西产者称“建泽泻”，个大，圆形而光滑；四川、云南、贵州产者称“川泽泻”，个较小，皮较粗糙。冬季叶子枯萎时，采挖块茎。

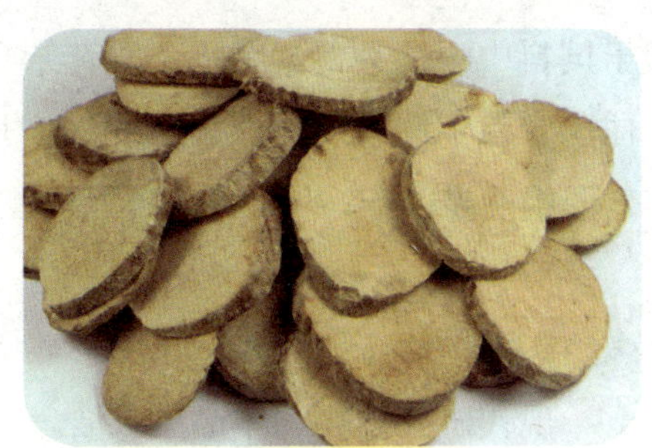

炮制研究

处方中写泽泻、泽泄、泽夕指生泽泻。为原药去杂质切片生用入药者。炒泽泻为泽泻片经麸炒或清炒后入药者。盐泽泻又名盐水泽泻，为泽泻片用盐水喷淋，待吸尽，再用文火炒至微黄入药者。

性味归经

甘、淡，寒。归肾、膀胱经。

功能主治

利水渗湿，泄热。用于小便不利、水肿、泄泻、淋浊、带下、痰饮停聚等症。泽泻甘淡渗湿，利水作用与茯苓相似，亦为利水渗湿常用之品，且药性寒凉，能泄肾与膀胱之热，故对水湿偏热者，尤为适宜。治小便不利、水肿、淋浊、带下等症，常与茯苓、猪苓、车前子等配伍；治泄泻及痰饮所致的眩晕，可与白术配伍。此外，可用于肾阴不足、虚火亢盛，配地黄、山茱萸等同用，有泄相火作用。

注意事项：肾虚精滑者忌服。

毒副作用

本品含有大量钾盐和刺激性物质，大量或长期使用，可导致水电解质失衡及血尿，甚至发生酸中毒，并引起恶心、呕吐、腹痛、腹泻及肝功能损害。泽泻乙醇提取物相当于生药 100 克/千克给小鼠灌胃，3 天后未见死亡。泽泻浸膏粉 1 克/千克及 2 克/千克（相当于临床剂量 20 及 40 倍）混

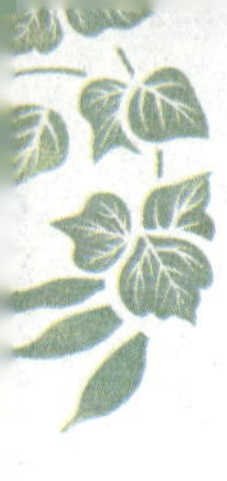

于饲料中喂饲大鼠 3 个月，发育未见异常，但病理切片显示肝细胞及肾近曲小管有不同程度的浊肿与变性，且大剂量组较小剂量组明显，给药组较对照组明显。

现代研究

现代研究表明，本品主要含三萜类化合物泽泻醇 A、泽泻醇 B、乙酸泽泻醇 A 脂、乙酸泽泻醇 B 酯、表面泽醇 A 等；另含甾醇、生物碱、苷类、黄酮、有机酸、氨基酸、多糖、挥发油、脂肪酸、树脂、蛋白质、淀粉等成分。泽泻有明显的利尿作用，这与其含有大量的钾盐有关。而利尿作用的强弱则与采集季节、药用部位、炮制方法、给药途径及实验动物的种类有关。冬季采集的正品泽泻利尿作用最强，春季采集者则稍差。除盐泽泻外，其他炮制品都有一定利尿作用。泽泻能明显降低血清总胆固醇、甘油三酯和 1D1-ch，促进血清HD1-ch水平升高，明显抑制主动脉内膜斑块的生成，预先给药则显示预防作用。另外，泽泻提取物也有抗血小板聚集、抗血栓形成及增强纤溶酶活性等作用，因而能从降低血脂、抑制内皮细胞损伤、抗血栓等多方面抑制或减轻动脉粥样硬化的发生、发展。泽泻经研究表明具有Ca^{2+}拮抗作用，还有抑制交感神经元释放去甲肾上腺素的作用。

常用单方

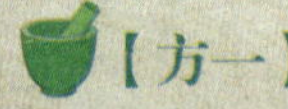

【方一】

泽泻 10～12 克

【用法】取上药，水煎。每天早晚各服 1 次。

【功能主治】泄热利湿、益肾止遗。主治遗精。

【疗效】据侯土林报道，应用本方治疗相火妄动之遗精 14 例，均速获良效而愈。

【来源】《中医杂志》（1983）

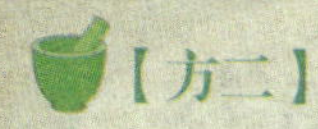

【方二】

泽泻 15 克

【用法】取上药，煎汤代茶饮，每天 1 剂。

【功能主治】清热利湿、泻泄相火。主治强中症。症见阴茎坚挺不倒、胀痛难眠，心烦口渴，舌红苔薄黄，脉弦数。

【疗效】据庄柏青报道，应用本方治疗强中症 3 例，均获治愈。

【来源】《中医杂志》（1987）

03 薏苡仁

来　　源：为禾本科植物薏苡的种仁。

别　　名：解蠡、起实、赣米、感米、薏珠子、草珠儿、菩提子、赣珠、必提珠、芑草、薏米、米仁、薏仁、苡仁、苡米、草珠子、六谷米、珠珠米、胶念珠、尿糖珠、老鸦珠、菩提珠、药玉米、水玉米、沟子米、六谷子、裕米、尿端子、尿珠子、催生子、蓼茶子、益米。

处方用名：薏苡、苡仁、薏米、苡米、薏苡仁、生苡仁、生薏仁、炒薏仁、炒薏米、炒苡仁、焦薏仁、焦苡仁、生薏米、生薏苡仁、蒸苡米。

用法用量：煎服，10 ~ 30 克。清利湿热宜生用，健脾止泻宜炒用。本品力缓，用量宜大。除入汤剂、丸散外，亦可作粥食用，为食疗佳品。

产地采收

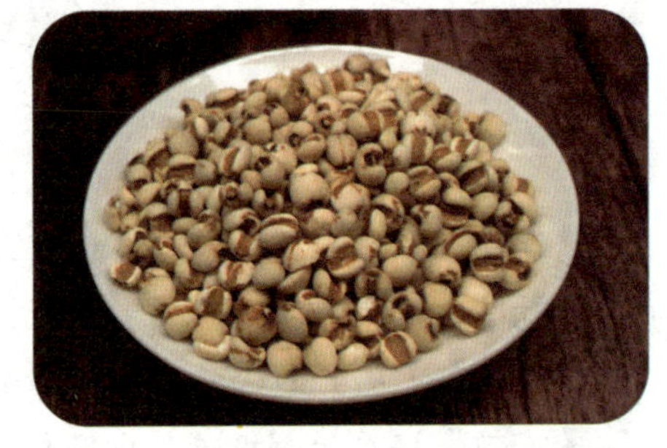

秋季果实成熟后，割取全株，晒干，打下果实，除去外壳及黄褐色外皮，去净杂质，收集种仁，晒干。

炮制研究

处方中写薏苡仁、薏仁、苡仁、薏苡、薏米、苡米均指生薏苡仁，或称生薏仁、生苡仁。为原药去杂质生用入药者。

炒薏苡仁又名炒薏苡、炒薏仁、炒苡仁、炒薏米、炒苡米等。为净薏苡仁用文火炒到微黄，略带焦斑入药者。

焦薏仁又名焦苡仁。为净薏苡仁用文火炒至深黄色入药者。

性味归经

甘、淡、微寒。归脾、胃、肺经。

功能主治

利水渗湿，健脾，除痹，排脓消痈。

1. 用于小便不利、水肿、脚气、湿温等症。薏苡仁功能利水渗湿，作用较为缓弱，然而因其性属微寒，故可用于湿热内蕴之症，对小便短赤，可与滑石、通草等同用；对湿温病邪在气分，湿邪偏胜者，可与杏仁、蔻仁、竹叶、木通等同用。本品又具健脾之功，用以治脾虚水肿、脚气肿痛，配伍茯苓、白术、木瓜、吴茱萸等同用。

2. 用于泄泻、带下。本品既能健脾，又能渗湿，故适用于脾虚有湿的泄泻、带下，可与白术、茯苓等配伍。

3. 用于湿滞痹痛、筋脉拘挛等症。本品能祛除湿邪、缓和拘挛，故可用于湿滞皮肉筋脉引起的痹痛拘挛，常与桂枝、苍术等配合应用。

4. 用于肺痈、肠痈。薏苡仁上能清肺热，下利肠胃湿热，常用于内痈之症，具有排脓消痈之功。治肺痈胸痛、咯吐脓痰可与鲜芦根、冬瓜子、桃仁、鱼腥草等配伍；治肠痈，可与败酱草、附子等同用。

注意事项：孕妇慎服。

现代研究

现代研究表明，薏苡仁含碳水化合物79.17%，脂肪4.65%，蛋白质16.2%及少量的维生素B_1。种子含氨基酸（为亮氨酸、赖氨酸、精氨酸、酪氨酸等），薏苡素、薏苡酯、三萜化合物。具有抗炎和增强机体免疫功能及抗菌作用，薏苡全草（鲜品）榨汁或根部（干品）煎剂或薏苡仁乙醇提取物也是一种有效抗菌剂。还有镇痛、退热、抗癌和轻度降血糖作用。

常用单方

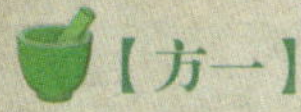

【方一】

薏苡仁 10～30 克

【用法】取上药水煎。连渣服，每天 1 剂，连用 2 ～ 4 周。

【功能主治】解毒消疣。主治扁平疣。

【疗效】据李崇信报道，应用本方治疗 27 例，痊愈 9 例，显效 11 例，无效 7 例。

【来源】《中华皮肤科杂志》（1958）

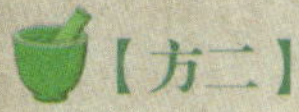

【方二】

薏苡仁 15 克

【用法】取上药，与蜜枣 30 克，加酒适量煎服。

【功能主治】祛湿止痒。主治荨麻疹。

【疗效】据邱家廷报道，应用本方治疗本病疗效满意。

【来源】《江西中医药》（1980）

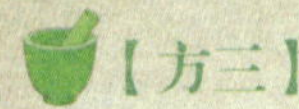

【方三】

薏苡仁 30～45 克

【用法】取上药，加水浓煎，滤取药液，加白糖适量。分 3 ～ 5 次服，隔天 1 剂。

【功能主治】利水消肿。主治婴儿睾丸鞘膜积液。

【疗效】据李彦明报道，应用本方治疗本病 3 例，均获治愈。

【来源】《山东中医杂志》（1985）

04 车前子

来　　源：为车前草科植物车前或平车前的种子。

别　　名：车前实、虾蟆衣子、猪耳朵穗子、凤眼前仁。

处方用名：车前子、车前仁、生车前子、炒车前子、炙车前子、盐车前子、酒车前子等。

酒车前子为净车前子用黄酒淋洒拌匀，微闷，待吸尽，再用文火炒干入药者。

用法用量：煎服，10 ～ 15 克。宜包煎。

产地采收

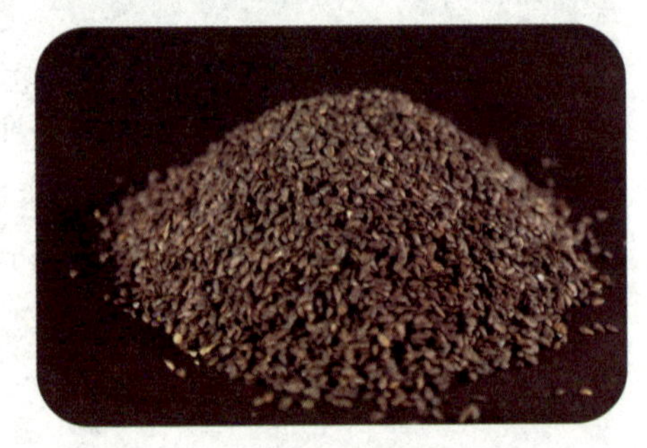

1. 大粒车前主产江西、河南。此外，东北、华北、西南及华东等地亦产。

2. 小粒车前主产黑龙江、辽宁、河北等地。此外，山西、内蒙古、吉林、陕西、甘肃、青海、山东等地亦产。秋季果实成熟时，割取果穗，晒干后搓出种子，簸去果壳杂质。

炮制研究

处方中写车前子指生车前子，为原药去杂质生用入药者。

炒车前子又名炙车前子。为净车前子用文火炒至微焦香时，取出晾凉入药者。

盐车前子又名盐水炒车前子。为净车前子用文火炒至微香时，喷洒盐水，翻炒均匀，取出晾凉入药者。

性味归经

甘，寒。归肾、肝、肺经。

功能主治

清热利水通淋，渗湿止泻，清肝明目，祛痰止咳。

1. 用于小便不利、淋漓涩痛、水肿等症。车前子甘寒清热，质沉下行，性专降泄，具有良好的通利小便、渗湿泄热功效，用于湿热下注、小便淋漓涩痛等症，常与木通、滑石等配伍应用。对于水肿、小便不利等症，也具有显著功效，为临床所常用，主要用于实症；如肾虚水肿，可配熟地黄、肉桂、附子、牛膝等同用。

2. 用于湿热泄泻。车前子能渗利水湿，分清泌浊而止泻，利小便而实大便，临床上以治湿热泄泻为宜，症情轻者，可以单味使用，较重者可配茯苓、猪苓、泽泻、薏苡仁等同用。

3. 用于目赤肿痛或眼目昏花。车前子清肝热而明头目，不论虚实，都可配用，如肝火上炎所致的目赤肿痛者，可与菊花、决明子、青葙子等同用；如肝肾不足所致的眼目昏花、迎风流泪，可与熟地黄、菟丝子等同用。

4. 用于咳嗽痰多。本品又有祛痰止咳之功，以用于肺热咳嗽较宜，可与杏仁、桔梗、紫苏子等化痰止咳药同用。

注意事项：凡内伤劳倦，阳气下陷，肾虚精滑及内无湿热者，慎服。

现代研究

现代研究表明，车前子含多量黏液质、琥珀酸、车前烯醇、腺嘌呤、胆碱、车前子碱、脂肪油、维生素A和维生素B族等。能降低尿草酸浓度及抑制尿石形成，从而抑制肾脏草酸钙结晶沉积，预防肾结石形成。有一定的降眼压作用。还能促进呼吸道黏液分泌，稀释痰液，因而有祛痰、止咳作用。能降低皮肤及腹腔毛细血管的通透性及红细胞膜的通透性，具有一定的抗炎作用。能提高肠道内水分，提高炭末推进百分率，改善排便情况，从而起缓泻作用。其缓泻作用与容积性泻药相类似，可用于老年人、体弱、孕妇便秘者。车前子中的果胶能降低实验性大鼠溃疡形成指数，延长胃排空时间，减轻离体兔肠的收缩，对抗氯化钡及组织胺所致痉挛。本品对伤寒杆菌、福氏志贺菌、大肠埃希菌、金黄色葡萄球菌、铜绿假单胞菌有抑制作用。

常用单方

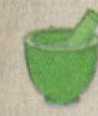【方一】

车前子 30 克

【用法】取上药，浓煎取汁，加蜂蜜 30 毫升，和匀。每天分 3 ~ 4 次服。

【功能主治】清肺化痰止咳。主治百日咳。

【疗效】据钱存济报道，应用本方治疗百日咳有较显著的疗效。轻者 1 周，重者半月即可痊愈。

【来源】《浙江中医杂志》（1958）

【方二】

车前子 10 克

【用法】取上药，烘干研末，用水送服。1 周后复查，如未成功隔 1 周再服 1 次，最多服 3 次。如无效即为失败。

【功能主治】矫正胎位。主治胎位不正。

【疗效】据记载，应用本方治疗 68 例，转正率达 90%。孕妇在产前检查发现胎位异常者，待妊娠 28 ~ 32 周时，试服车前子可望胎位矫正。

【来源】《福建医药科技简报》（1960）

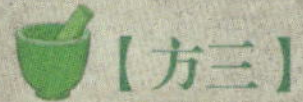

【方三】

车前子适量

【用法】取上药，炒焦研碎。4 ~ 12 个月小儿每次服 0.5 克，1 ~ 2 岁小儿每次服 1 克，每天 3 ~ 4 次。

【功能主治】健脾助运、渗湿止泻。主治小儿单纯性消化不良。

【疗效】据吕文玺报道，应用本方治疗 63 例，治愈（药后腹泻停止，大便恢复正常）53 例，平均 2.1 天治愈，好转 6 例，无效 4 例。

【来源】《天津医药杂志》（1961）

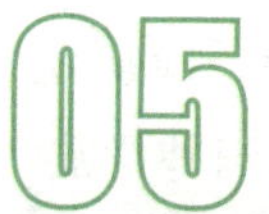

05 金钱草

来　　源：为唇形科植物活血丹的全草或带根全草。

别　　名：遍地香、地钱儿、钹儿草、连钱草、铜钱草、白耳草、乳香藤、九里香、半池莲、千年冷、遍地金钱、金钱艾、马蹄草、透骨消、透骨风、过墙风、巡骨风、蛮子草、胡薄荷、穿墙草、团经药、风草、肺风草、金钱薄荷、十八缺草、江苏金钱草、透骨草、一串钱、四方雷公根、钱凿草、钱凿王、大叶金钱草、野薄荷、马蹄筋骨草、破铜钱。

处方用名：金钱草、大金钱草、大叶金钱草。

用法用量：煎服，30 ~ 60 克。鲜者加倍，煎服或洗净捣汁饮服。外用适量。

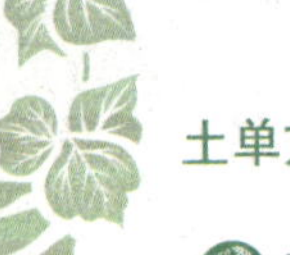

产地采收

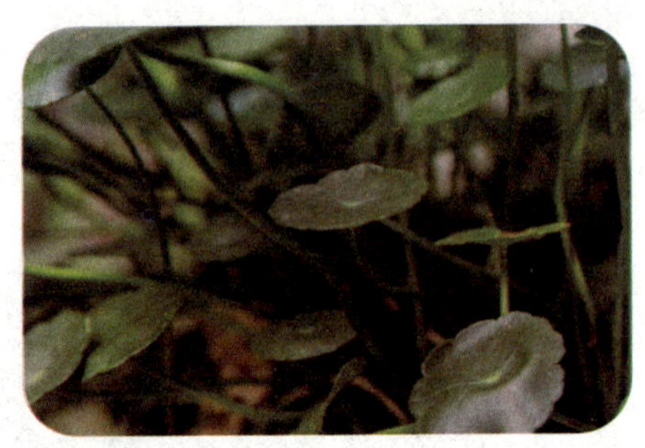

分布东北、华北、华东等地。药材主产江苏、广东、四川、广西。此外，浙江、湖南、福建等地亦产。夏、秋两季采收，除去杂质，晒干。

性味归经

甘、淡，微寒。归肝、胆、肾、膀胱经。

功能主治

清热利水通淋，除湿退黄，解毒。

1. 用于热淋、石淋。金钱草甘淡利尿，通淋排石，性寒清热，为清热利尿通淋要药，常用于热淋，尤善治疗石淋病症，可单味浓煎代茶饮服，或与海金沙、鸡内金等同用。

2. 用于湿热黄疸，肝胆结石。本品又能清热利湿，利疸退黄，用于湿热黄疸，可与茵陈、栀子同用。现代治疗胆石症配伍茵陈、黄芩、木香等同用。

3. 用于疮疡肿痛，蛇虫咬伤、烫伤等症。本品能清热解毒而消肿止痛，用于疔疮肿毒、蛇虫咬伤及烫伤等症，可用鲜金钱草捣汁饮服，以渣外敷局部。

注意事项：脾胃虚寒慎用。

现代研究

现代研究表明，金钱草主含酚性成分、甾醇、黄酮类、氨基酸、挥发油、钾盐、胆碱等。四川大金钱草有利胆作用，能促进肝细胞分泌胆汁，使肝胆管内胆汁增多，内压增高，奥狄氏括约肌松弛并排出胆汁。由于其利胆作用，能使胆管泥沙状结石易于排出，胆道阻塞和疼痛减轻，黄疸消退。广东金钱草亦有利胆作用。对金黄色葡萄球菌、伤寒杆菌、志贺菌属、绿铜假单胞菌等均有抑制作用。江苏金钱草、广东金钱草及四川小金钱草均有利尿作用，还有显著的抗炎作用。

常用单方

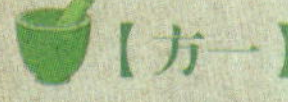

【方一】

鲜金钱草适量

【用法】取上药，洗净，加少量食盐捣烂，敷于肿处，不论一侧或两侧腮腺肿大，一般都两侧一起敷药。

【功能主治】清热解毒、消肿止痛。主治流行性腮腺炎。

【疗效】据蔡永生报道，应用本方治疗 50 例，全部治愈。腮腺肿大消退及体温下降平均为 12 小时。

【来源】《新医学》（1972）

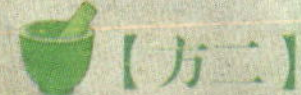

【方二】

金钱草适量

【用法】取上药，如有低热并伴明显症状者用 30 克，如无低热但有明显症状者用 20 克，无低热且症状较轻者用 10 克。开水浸泡后晨起顿服，或随意饮服。30 天为 1 个疗程，一般服药 2 ~ 3 个疗程。

【功能主治】消炎利胆。主治非细菌性胆道感染。

【疗效】据李家珍报道，应用本方治疗 52 例，显著好转、好转和减轻者 40 例，无效 12 例，有效率为 76.9%。治疗期间应坚持定时定量定疗程，药物要用开水充分浸泡，勿与糖、茶共饮。

【来源】《北京中医》（1985）

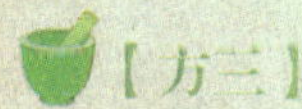

【方三】

鲜金钱草 100 克（干品减半）

【用法】取上药水煎。口服，每天 2 次，每天 1 剂。

【功能主治】清热解毒、消肿止痛。主治痔疮。

【疗效】据颜赐坤报道，应用本方治疗 30 余例，一般服药 1 ~ 3 剂后肿痛即消。本法对内、外痔均有效。

【来源】《中国肛肠病杂志》（1986）

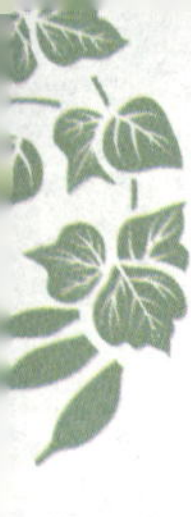

06 赤小豆

来　　源：为双子叶植物药豆科植物赤小豆或赤豆的种子。

别　　名：赤豆、红豆、红小豆、小红绿豆、朱赤豆、金红小豆、朱小豆。

处方用名：赤小豆、赤豆、红小豆。

用法用量：煎服，10 ~ 50克。外用适量。

产地采收

1. 赤小豆分布广东、广西、江西及上海郊区等地。

2. 赤豆全国各地广为栽培。药材赤小豆主产广东、广西、江西等地。夏、秋分批采摘成熟荚果，晒干，打出种子，除去杂质，再晒干。

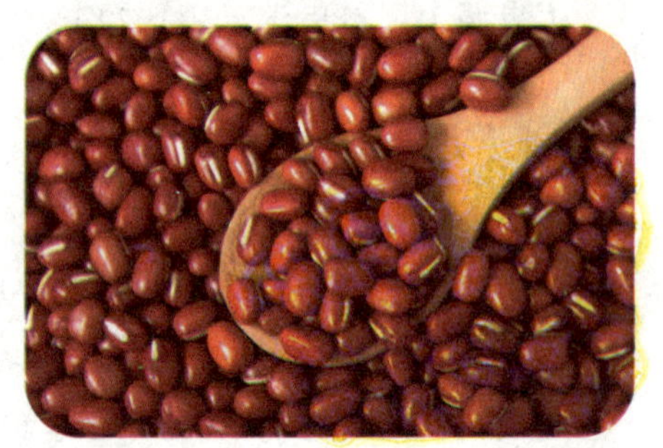

性味归经

甘、酸，平。归心、小肠经。

功能主治

利水消肿，利湿退黄，消肿排脓。

1. 用于水肿、脚气等症。赤小豆性善于下行，通利水道，使水湿下泄而消肿，故适用于水肿胀满、脚气浮肿等症。可单味煎服，或与猪苓、泽泻、茯苓皮等药配伍同用。

2. 用于湿热黄疸。赤小豆能清热利湿退黄，用于湿热黄疸轻证，可与麻黄、连翘、桑白皮等同用。

3. 用于疮疡肿痛。本品能消肿排脓，故可用于疮疡肿毒之症，可配赤芍、连翘等煎汁内服，亦可配芙蓉叶、陈小粉，研末外敷。

注意事项：①陶弘景“性逐津液，久食令人枯燥”。②《食性本草》“久食瘦人”。③《随息居饮食谱》“蛇咬者百日内忌之”。

现代研究

现代研究表明，赤小豆主要含蛋白质、脂肪、碳水化合物、粗纤维、鞣质、钙、磷、铁、硫胺素、核黄素、烟酸等，具有抑菌及利尿作用。赤小豆胰蛋白酶制剂能抑制人体精子顶体酶的活性，有避孕作用。

常用单方

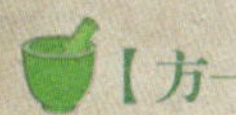

【方一】

赤小豆 500 克

【用法】取上药，与活鲤鱼 1 条（重 500 克以上）一起，煮至豆烂。将豆、鱼、汤分数次服完，每天或隔天 1 剂，连续服用，以愈为止。

【功能主治】利水消肿。主治肝硬化腹水。

【疗效】据河北中医研究院报道，应用本方治疗 2 例，均获满意疗效。

【来源】《中医学术参考资料》（1959）

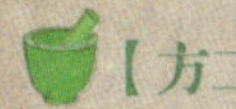

【方二】

赤小豆 1 500 克

【用法】取上药，每次用 250 克煮汤饮浓汁，每天早晚服用，连服 3 ~ 5 天。

【功能主治】通乳。主治产后缺乳症。

【疗效】据梁兆松报道，应用本方治疗 20 例，均获满意疗效。

【来源】《赤脚医生杂志》（1975）

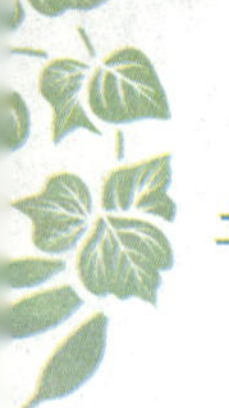

【方三】

赤小豆 500 克

【用法】取上药，研成细粉，备用。每次根据患处面积大小取适量，以鸡蛋清调敷患处，每天或隔天 1 次。

【功能主治】利湿解毒。主治丹毒。

【疗效】据夏治平等报道，应用本方治疗本病疗效较佳。

【来源】《陕西新医药》（1975）

07 玉米须

来　　源：为禾本科植物玉蜀黍的花柱。

别　　名：玉麦须、玉蜀黍蕊、棒子毛。

处方用名：玉米须。

用法用量：煎服，30 ~ 60 克。

产地采收

主产于四川、河北、山东及东北等地。秋季收获玉米采收。

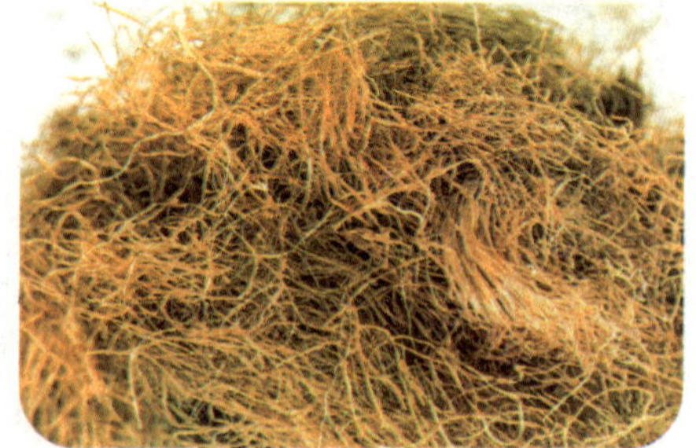

炮制研究

将原药除去杂质、衣壳（总苞片）及灰屑，晒干或烘干即得。

性味归经

甘，平。归肝、胆、膀胱三经。

功能主治

利水消肿。用于水肿、小便不利、湿热黄疸等症。本品甘淡而平，功能利水渗湿消肿，用于水肿、小便不利，可配合冬瓜皮、赤小豆等同用；本品又能使肝胆湿热从小便出，以利胆退黄，用治湿热黄疸，可配茵陈、平地木等同用。此外，本品近年来在临床应用上有所发展，常用于糖尿病、高血压、肝炎、胆囊结石、鼻炎及哮喘等病症。

《随息居饮食谱》：不作药用时勿服。

现代研究

现代研究表明，玉米须中含硝酸钾、油脂、挥发油、生物碱、皂苷、葡糖苷、单宁、苦糖苷、矿物质、褐色染料、多糖、谷甾醇、豆甾醇、苹果酸、枸橼酸及一些脂溶性维生素 E 等。具有较强的利尿作用，能抑制蛋白质排泄。有较显著的降压作用，其降压与迷走神经有关。玉米须的发酵制剂有降血糖作用。还能促进胆汁分泌，降低其黏度及胆红素含量，因而可作为利胆药治疗无并发症的慢性胆囊炎、胆汁排出障碍的胆管炎。此外，它能加速血液凝固过程，增加血中凝血酶原含量，提高血小板数，故可作为止血药兼利尿药应用于膀胱及尿路结石。

常用单方

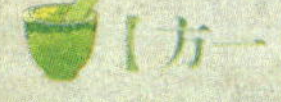

干燥玉米须 50 克

【用法】取上药，加温水 600 毫升，用文火煎煮 20 ~ 30 分钟，得 300 ~ 400 毫升滤液。每天 1 次或分次服完。

【功能主治】利水消肿。主治慢性肾炎。

【疗效】据刘慰祖等报道，应用本方治疗慢性肾小球肾炎 9 例，经 10 个多月观察，其中 3 例获得痊愈，2 例进步，其余 4 例疗效不明显。

【来源】《上海中医药杂志》（1982）

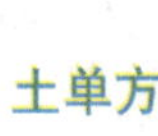

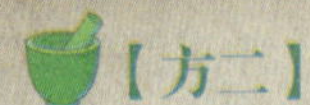

【方二】

玉米须30～60克

【用法】取上药，水煎。口服，每天1剂。

【功能主治】利尿解毒、凉血止血。主治急性溶血性贫血并发血红蛋白尿。

【疗效】据记载，应用本方治疗2例因食用野生植物“招鸟棒”中毒引起的本病，分别于服药4小时及6小时后尿量增加，肉眼已看不到酱油样血尿，黄疸减退或消失。治疗过程中均静脉滴注5%葡萄糖盐水、维生素C及输血。

【来源】《中药大辞典》

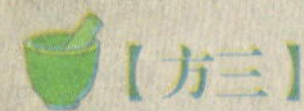

【方三】

玉米须60克

【用法】取上药，洗净煎服，每天早、晚2次，同时服氯化钾1克，每天3次。

【功能主治】利水消肿。主治水肿。

【疗效】临床治疗12例，其中10例伴有严重的周期性水肿，或有胸水及腹水，2例水肿较轻，治疗3个月后，9例水肿完全消退，2例大部消退，最快1例于服药后10天水肿全消。一般于服药3天即开始有利尿现象，同时尿蛋白、非蛋白氮均有不同程度的下降，少数病例血浆有所升高，部分病例的酚红试验及血压转为正常。

【来源】《中药大辞典》

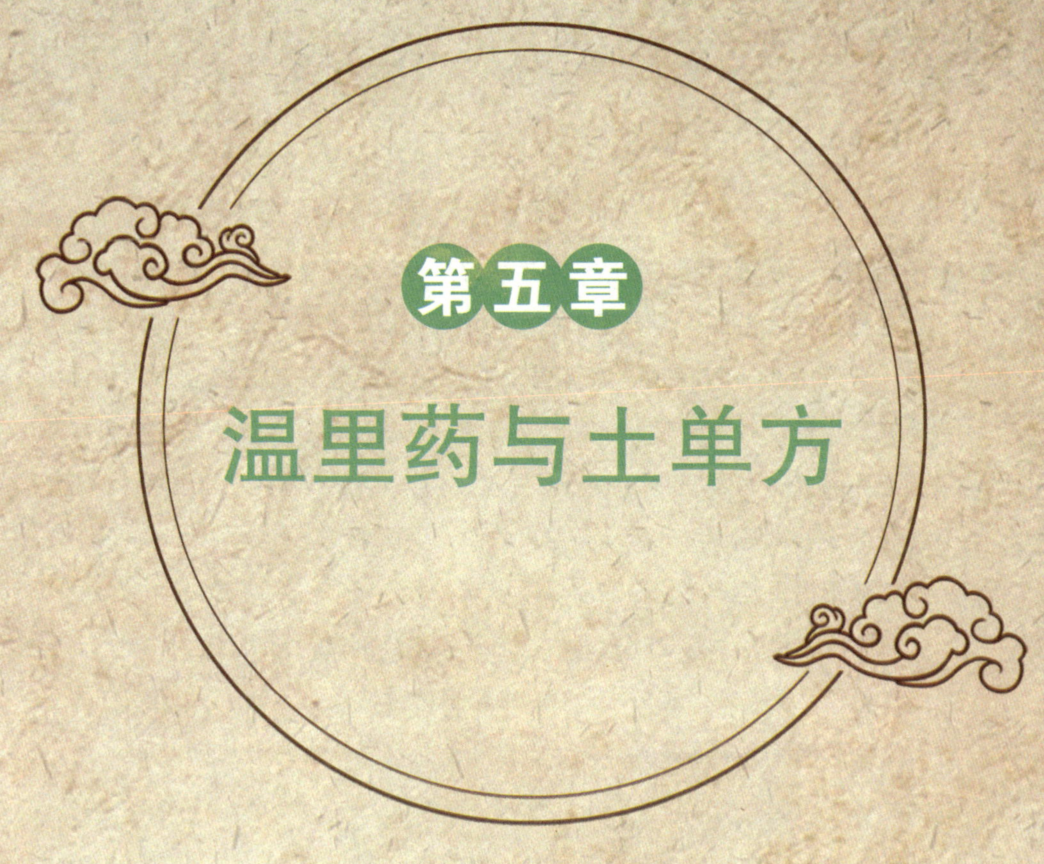

第五章

温里药与土单方

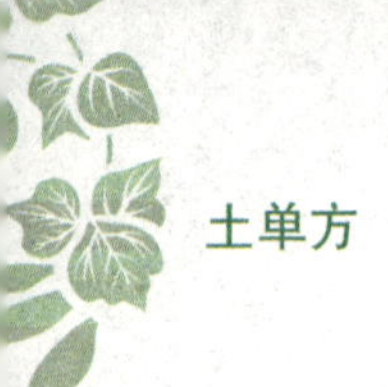

凡能温里祛寒，用以治疗里寒症候的药物，称为温里药，又称祛寒药。

温里药性偏温热，具有温中祛寒及益火扶阳等作用，适用于里寒之症。即是《黄帝内经》所说的“寒者温之”之义。所谓里寒，包括两个方面：一为寒邪内侵，阳气受困，而见呕逆泻痢、胸腹冷痛、食欲不佳等脏寒症，必须温中祛寒，以消荫翳；一为心肾虚，阴寒内生，而见汗出恶寒、口鼻气冷、厥逆脉微等亡阳证，必须益火扶阳，以除厥逆。

临床使用温里药时，应注意以下各点：

1.外寒内侵，如有表证未解的，应适当配合解表药同用。

2.夏季天气炎热，或素体火旺，剂量宜酌量减轻。

3.温里药性多辛温燥烈，易于伤津耗液，凡属阴虚患者均应慎用。

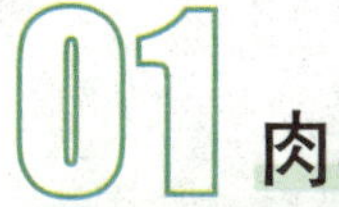

肉桂

来　　源： 为双子叶植物药樟科植物肉桂的干皮及枝皮。

别　　名： 牡桂、紫桂、大桂、辣桂、桂皮、玉桂。

处方用名： 肉桂、桂心、桂皮、紫油桂、肉桂末、肉桂粉、板桂、官桂、上肉桂、上官桂、炒官桂、牡桂、肉桂心、安桂、大安桂。

用法用量： 煎服，2 ~ 5 克，研粉吞服或冲服每次 1 ~ 2 克。本品含有挥发油，不宜久煎，须后下，或另泡汁服。

产地采收

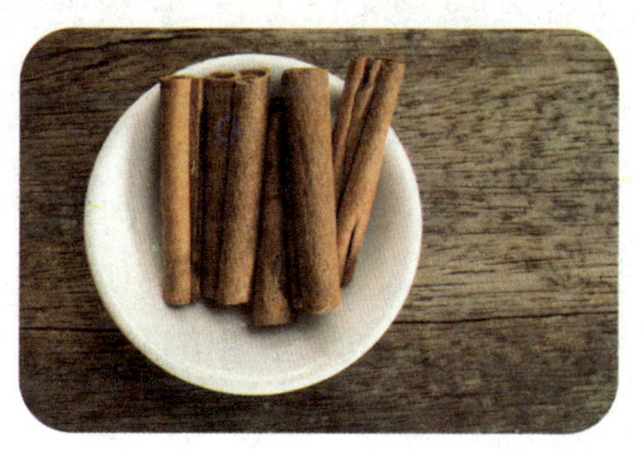

分布福建、广东、广西、云南等地。药材主产于广西、广东、云南等地。一般于 8—10 月，选择桂树，按一定阔度剥取树皮，加工成不同的规格，主要有下列几种：

1. 官桂：剥取栽培 5～6 年的幼树干皮和粗枝皮，晒 1～2 天后，卷成圆筒状，阴干。

2. 企边桂：剥取十余年生的干皮，两端削齐，夹在木制的凸凹板内，晒干。

3. 板桂：剥取老年桂树的干皮，在离地 30 厘米处作环状割口，将皮剥离，夹在桂夹内晒至九成干时取出，纵横堆叠，加压，约 1 个月后即完全干燥。至于“桂心”，即肉桂加工过程中检下的边条，除去栓皮者。各种肉桂商品均宜贮藏于干燥阴凉处，或入锡盒内，密闭保存。

炮制研究

1. 拣净杂质，刮去粗皮，用时打碎。

2. 或刮去粗皮，用温开水浸润片刻，切片，晾干。

3. 捣碎，磨粉，成品称“肉桂粉”。

性味归经

辛、甘，热。归肾、脾、心、肝经。

功能主治

补火助阳，温经通脉，散寒止痛。

1. 用于肾阳不足、畏寒肢冷，脾阳不振、脘腹冷痛、食少溏泄等症。肉桂，为大热之品，有益火消阴、温补肾阳的作用，故适用于命门火衰、畏寒肢冷、阳痿、尿频等症，常与温补肝肾药如熟地黄、枸杞子、山茱萸等配伍；对脾肾阳虚所致的腹泻，可与山药、白术、补骨脂、益智等同用。

2. 用于久病体弱、气衰血少，阴疽色白、漫肿不溃或久溃不敛之症。本品能振奋脾阳，又能通利血脉，故常用于久病体弱、气衰血少之症，用少量肉桂配入补气、补血药如党参、白术、当归、熟地黄等品之中，有鼓舞气血生长之功。治阴疽自陷，可与炮姜、熟地黄、鹿角胶、麻黄、白芥子、生甘草同用。

3. 用于脘腹冷痛，寒痹腰痛，经行腹痛等症。肉桂能温中散寒而止痛，故遇虚寒性的脘腹疼痛，单用一味，亦有相当功效；如虚寒甚者，尚可与其他温中散寒药如附子、干姜、丁香、吴茱萸等合用。治寒痹腰痛，可用独活、桑寄生、杜仲、续断、狗脊等同用。治妇女冲任虚寒、经行腹痛，可与当归、川芎、白芍、艾叶等配伍。

注意事项：阴虚火旺，里有实热，血热妄行者忌服，孕妇慎服。

毒副作用

曾有人顿服肉桂末36克，发生头晕、眼花、咳嗽、尿少、干渴、脉数等反应。

现代研究

现代研究表明，肉桂含挥发油，油中主要含有桂皮醛、桂皮酸、乙酸桂皮酯等，此外，尚含有黏液质、鞣质、桂皮多糖等。具有健胃作用，桂皮油对胃肠有缓和的刺激作用，可促进唾液及胃液分泌，增强消化功能，并能解除胃肠平滑肌痉挛，缓解胃肠痉挛性疼痛。它能抗血小板聚集，抑制血栓的形成。还能改善心脏血液供应，保护心肌。此外，还有抗溃疡、抗炎、抗肿瘤、抑菌、镇静、抗惊厥、镇痛、解热、升高白细胞和抗辐射等作用。

常用单方

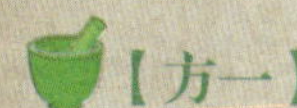

【方一】

肉桂适量

【用法】取上药，研为细末，装入瓶内密封备用。每次 3 克，用开水冲服，每天 3 次。症状减轻后改为每次 2 克，每天 3 次，连服 3 周为 1 个疗程。如同时配合肾气丸内服，则效果更佳。

【功能主治】温肾纳气、止咳化痰。主治老年性慢性支气管炎属肾阳虚者。症见咳嗽痰多、色白，气急作喘，动则更甚，畏寒怕冷，口不渴，或伴腰膝冷痛、舌淡苔白、脉沉迟细弱等。

【疗效】据刘济群报道，应用本方治疗。肾阳虚型病人多例有良效，均于 2 周内痊愈。

【来源】《陕西中医》（1983）

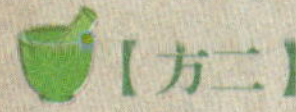

【方二】

肉桂 100 克

【用法】取上药，研为细末，装入瓶内密封备用。用时每次取药末 10 克，醋调至糊饼状，每晚临睡前贴敷于双侧涌泉穴，胶布固定，第 2 天早晨取下。

【功能主治】温肾暖脾摄津。主治小儿流涎属脾阳虚。

【疗效】据兰茂璞报道，应用本方治疗6例，均收到满意疗效。一般连敷3～5次可痊愈。

【来源】《中医杂志》（1983）

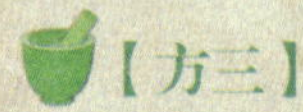

肉桂250克

【用法】取上药，研为细末，装入瓶内密封备用。每次5克，每天2次，口服，连服3周为1个疗程。

【功能主治】温肾壮阳、散寒止痛。主治腰痛属肾阳虚者。症见腰部冷痛，得温则舒，得寒加重，活动不利，舌淡苔白。

【疗效】据周广明报道，应用本方治疗102例，包括风湿性脊柱炎35例，类风湿性脊柱炎5例，腰肌劳损55例，原因不明者7例。治愈47例，显效39例，有效14例，无效2例。

【来源】《中西医结合杂志》（1984）

02 吴茱萸

来　　源：为双子叶植物药芸香科植物吴茱萸的未成熟果实。

别　　名：吴萸、左力。

处方用名：吴茱萸、吴萸、吴芋、吴于、吴萸子、吴于子、淡吴萸、炙吴萸、炒吴萸、黄连炒吴萸、姜汁炒吴萸、盐炒吴萸等。处方中写吴茱萸、吴萸、吴芋、吴于、吴萸子、吴于子等均指生吴茱萸。为原药材去杂质生用入药者。

用法用量：煎服，1.5～6克。外用适量。

产地采收

分布于长江流域及华南一带和陕西等地。药材主产贵州、广西、湖南、云南、陕西、浙江、四川等地。8—10月，果实呈茶绿色而心皮尚未分离时采收。摘下晒干，除去杂质。如遇阴雨，用微火炕干。

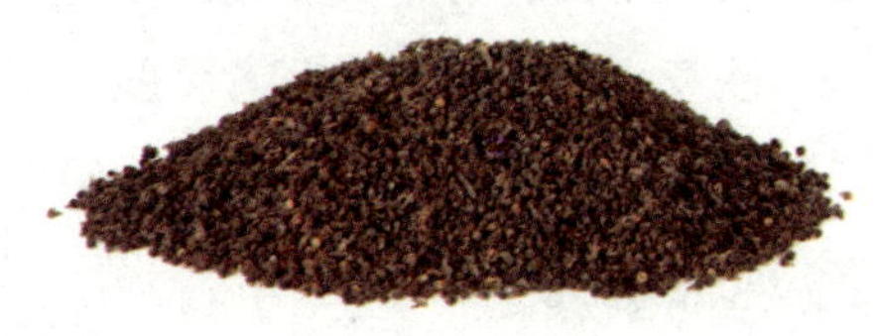

炮制研究

淡吴萸又名泡吴萸。系原药材经开水或甘草水浸泡，漂洗后晒干入药者。

炙吴萸为净吴萸用甘草汤浸泡，待吸尽汤液，用微火焙干入药者。

炒吴萸为净吴萸用文火炒至发泡，较原色稍深为度者。

黄连炒吴萸为净吴萸用黄连汁拌炒者。

姜汁炒吴萸为净吴萸用姜汁拌炒者。

盐炒吴萸为净吴萸用盐水拌炒者。

醋炒吴萸为净吴萸用醋拌炒者。

性味归经

辛、苦，热，有小毒。归肝、脾、胃、肾经。

功能主治

温中止痛，降逆止呕，助阳止泻，杀虫。

1. 用于脘腹冷痛，疝痛，脚气疼痛，以及经行腹痛等症。吴茱萸温散开郁、疏肝暖脾，善解厥阴肝经的瘀滞，而有行气止痛的良效。其治胃腹冷痛，可配温中散寒的淡干姜或行气止痛的广木香；治寒疝少腹痛，可配理气止痛的台乌药、小茴香及川楝子；治脚气疼痛，可配疏肝活络的木瓜。由于本品祛寒、止痛之功甚佳，故在临床上又常配合桂枝、当归、川芎等品，治妇女少腹冷痛、经行后期。还可配伍补骨脂、肉豆蔻、五味子，治脾肾虚寒、腹痛泄泻。

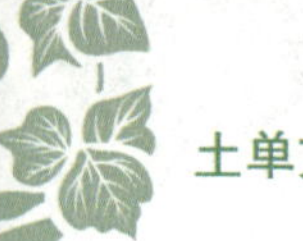

2. 用于肝胃不和、呕吐涎沫等症。本品能疏肝理气，又有降逆止呕之功，故可用治肝胃不和而致呕吐涎沫，可配生姜、黄连等同用。

注意事项：阴虚火旺者忌服。

现代研究

现代研究表明，吴茱萸果实的挥发油中含吴茱萸烯、吴茱萸内酯醇、柠檬苦素。果实中含吴茱萸碱、吴茱萸次碱、吴茱萸卡品碱、羟基吴茱萸碱等。具有止吐、降血压、抗胃溃疡、保肝利胆和明显的镇痛作用。能抑制胃痉挛性收缩，减少药物引起的刺激性腹泻次数，对小肠活动有双向调节作用。能兴奋子宫平滑肌。吴茱萸煎剂还有抑菌、杀虫以及利尿作用。

常用单方

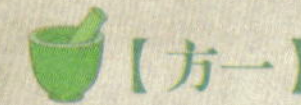

【方一】

吴茱萸 20 克

【用法】取上药，研细，加米醋适量调成糊状，敷脐部，胶布固定，24 小时取下。

【功能主治】温中止泻。主治婴幼儿泄泻。

【疗效】据严凤山报道，应用本方治疗婴幼儿泄泻 96 例，1 次治愈 37 例，2 次治愈 51 例，3 次治愈 5 例，好转 3 例，有效率 100%。

【来源】《陕西中医》（1987）

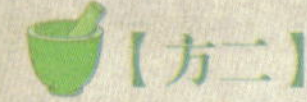

【方二】

吴茱萸 60～90 克

【用法】取上药，入锅炒烫；取生姜 30 克捣烂取汁，涂病人腹部。用纱布包裹炒热的吴茱萸，从右下腹至上腹，再至左上腹，反复热敷，每次约 30 分钟，每天 2～3 次。

【功能主治】行气止痛。主治肠粘连。

【疗效】 据许祥勃报道，应用本方治疗100例，显效（腹痛完全消失，饮食、排便恢复正常）76例，好转（腹痛基本消失，肛门排气，能正常进食）18例，无效6例。

【来源】《广州医药》（1993）

03 胡椒

来　　源： 为双子叶植物药胡椒科植物胡椒的果实。

别　　名： 味履支、浮椒、玉椒。

处方用名： 胡椒、白胡椒、胡椒粉、黑胡椒。

用法用量： 煎服，2 ~ 4克；研末服，每次0.5 ~ 1克。外用适量。

产地采收

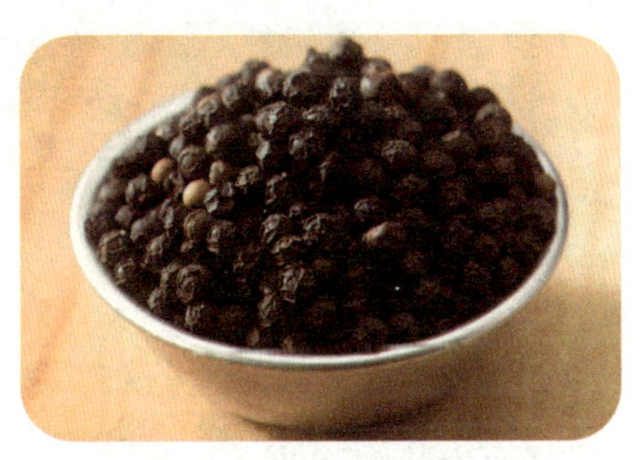

分布热带、亚热带地区，我国华南及西南地区有引种。国内产于广东、广西及云南等地。国外产于马来西亚、印度尼西亚、印度南部、泰国、越南等地。当果穗基部的果实开始变红时，剪下果穗，晒干或烘干后，即成黑褐色，取下果实，通称“黑胡椒”。如全部果实均已变红时采收，用水浸质数天，擦去外果皮，晒干，则表面呈灰白色，通称“白胡椒”。

炮制研究

拣净杂质，筛去灰屑。用时打碎，或研成细粉。

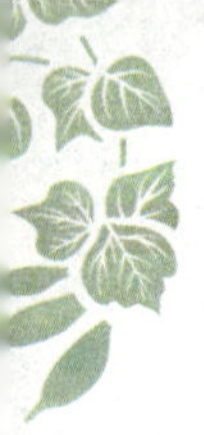

性味归经

辛，热。归胃、大肠经。

功能主治

温中散寒，下气消痰。用于胃寒呕吐、腹痛泄泻等症。胡椒性热，具有温中散寒的功效，故可用于胃寒所致的吐泻、腹痛等症，常配合高良姜、荜茇等同用；也可单味研粉放膏药中，外贴脐部，治受寒腹痛泄泻。胡椒又是调味品，少量使用，能增进食欲。

注意事项：阴虚有火者忌服。

现代研究

现代研究表明，胡椒中含有多种酰胺类化合物，如胡椒碱、胡椒酰胺、次胡椒酰胺等，还含有挥发油，如向日葵素、二氢香苇醇、氧化丁香烯等。胡椒碱可作解热剂。胡椒内服可健胃，升高血压。胡椒碱有明显的抗炎、镇静及镇痛作用，可抑制小鼠自发活动和对硫喷妥钠的中枢作用有协同作用。胡椒碱衍生物抗痫灵具有肝药酶诱导作用。胡椒的水、醚或乙醇提取物，在体内外均有杀绦虫作用。

常用单方

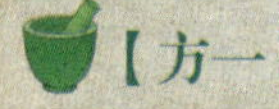

【方一】

白胡椒 1 克

【用法】取上药，研为细末，加葡萄糖 9 克，制成散剂备用。1 岁以下每次 0.3 ~ 0.5 克，3 岁以上每次 0.5 ~ 1.5 克，一般不超过 2 克，每天 3 次，连服 1 ~ 3 天为 1 个疗程。

【功能主治】温中止泻。主治小儿消化不良性腹泻。

【疗效】据夏宗骏报道，应用本方治疗 20 例，有脱水者适当补液，痊愈 18 例，好转 2 例。

【来源】《江西医药》（1966）

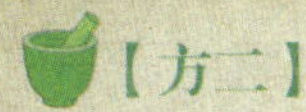

白胡椒 1～2 粒

【用法】取上药，研为细末，填患儿脐中，胶布固定，每 24 小时更换 1 次，连用 2 ~ 3 次。

【功能主治】温中止泻。主治轻型婴幼儿单纯性腹泻。

【疗效】据马雅彬等报道，应用本方治疗 209 例，治疗期间除中度脱水者辅以静脉补液外，不加其他药物。治愈 139 例，好转 31 例，无效 39 例，治愈率为 66.5%，总有效率为 81.3%。

【来源】《河北中医》（1985）

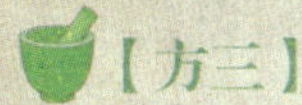

白胡椒 6 克

【用法】取上药，煎水，分两次服。

【功能主治】杀虫驱蛔。主治蛔虫病。

【疗效】据穗颖报道，应用本方共治疗蛔虫病 3 例，全部治愈，未见毒性反应。

【来源】《山西中医》（1991）

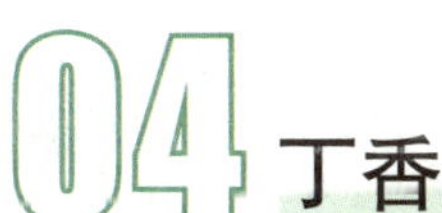

04 丁香

来　　源：为双子叶植物药桃金娘科植物丁香的花蕾。

别　　名：丁子香、支解香、雄丁香、公丁香。

处方用名：丁香、公丁、公丁香。

用法用量：煎服，1.5 ~ 6 克。

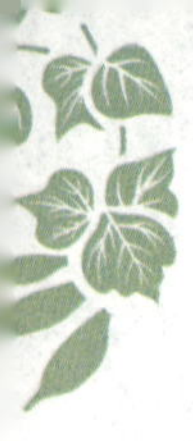

产地采收

分布马来群岛及非洲，我国广东、广西等地有栽培。药材主产于坦桑尼亚、马来西亚、印度尼西亚等地，我国广东有少数出产。通常在9月至次年3月，花蕾由青转为鲜红色时采收。

炮制研究

采下后除去花梗，晒干。

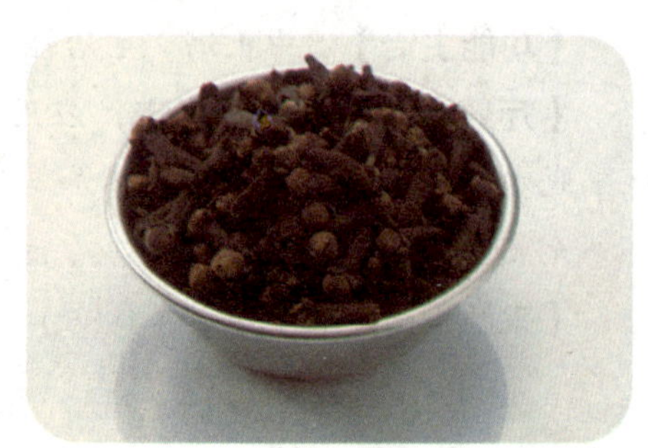

性味归经

辛，温。归胃、脾、肾经。

功能主治

温中降逆，温肾助阳，散寒止痛。

1. 用于脘腹冷痛、呃逆、呕吐等症。丁香温中散寒，善于降逆，故为治胃寒呃逆、呕吐的要药。治呃逆，常与降气止呃的柿蒂配伍；治呕吐，可与降逆止呕的半夏同用。如遇胃热呕呃，因本品性温，则不宜应用。

2. 用于肾阳不足，及寒湿带下等症。丁香又能温肾助阳，以治肾虚阳痿、寒湿带下等症，可与附子、肉桂、小茴香、巴戟天、肉苁蓉等同用。此外，丁香与肉桂等分，共研细末，名丁桂散，外用有温经通络、活血止痛的作用，可用于阴疽、跌打损伤等症。

注意事项：热病及阴虚内热者忌服。

现代研究

现代研究表明，丁香花蕾中含挥发油即丁香油，油中主要含有丁香酚、乙酰丁香油酚等，还含有2α-羟基齐墩果酸甲脂以及谷甾醇、菜油甾醇等葡萄糖苷。此外，从花蕾中还能分解出具有抗病毒活性的丁香鞣质。丁香能增加胃酸排出量和胃蛋白酶活性，具有抗胃溃疡、保护胃黏膜的作用。还具有止泻、利胆、镇痛、抗缺氧、抗凝血、抗突变、抑菌杀虫等作用。

常用单方

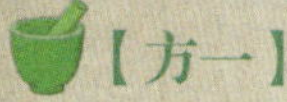

【方一】

公丁香1克（10～15粒）

【用法】取上药，细嚼，嚼时有大量唾液分泌，切勿将其吐出，要徐徐咽下，待药味尽，将口内剩余药渣吞下。30分钟如不止，可连用3次。

【功能主治】温中散寒、降逆止呃。主治呃逆。

【疗效】据张崇尧报道，应用本方治疗238例，全部有效。其中立效者230例，30分钟以上呃止者8例。

【来源】《山东中医杂志》（1980）

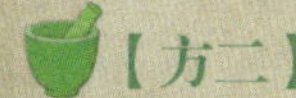

【方二】

母丁香适量

【用法】取上药，研为极细末，过100目筛，装瓶密封备用。用时取药末适量，填满脐窝，用敷料覆盖，外加胶布固定，2天换药1次，一般4～6次即可见效。注意卧床休息。

【功能主治】温经通络、行气止痛。主治小儿疝气疼痛。

【疗效】据徐来恩报道，应用本方治疗32例，痊愈23例，有效7例，无效2例。

【来源】《陕西中医》（1986）

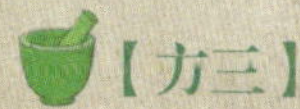

【方三】

母丁香40克

【用法】取上药，研为细末，过筛，制成粉末，装瓶密封备用。用时取药末适量填满脐窝（高于皮肤0.2厘米），敷料覆盖，外加胶布“十”字固定，每2天换药1次，20天为1个疗程，间隔5～10天行第2个疗程。如因用药引起脐周湿疹，停药后即可消失。

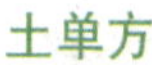

【功能主治】温经通络、消肿止痛。主治小儿睾丸鞘膜积液。

【疗效】据索寿臣报道，应用本方治疗 243 例，痊愈 148 例，显效 72 例，有效 20 例，无效 3 例，总有效率达 98.8%。

【来源】《陕西中医》（1986）

05 花椒

来　　源：为双子叶植物药芸香科植物花椒或青椒的果皮。

别　　名：大椒、秦椒、蜀椒、南椒、巴椒、蓎藙、汗椒、陆拨、汉椒、川椒、点椒。

处方用名：花椒、川椒、蜀椒、炒川椒、点红椒。

用法用量：煎服，2 ~ 6 克。外用适量：研末调敷或煎水浸洗。

产地采收

我国大部分地区有分布。药材花椒主产河北、山西、陕西、甘肃、河南等地。青花椒主产于辽宁、江苏、河北等地。8—10 月果实成熟后，剪取果枝，晒干，除净枝叶杂质，分出种子（椒目），取用果皮。

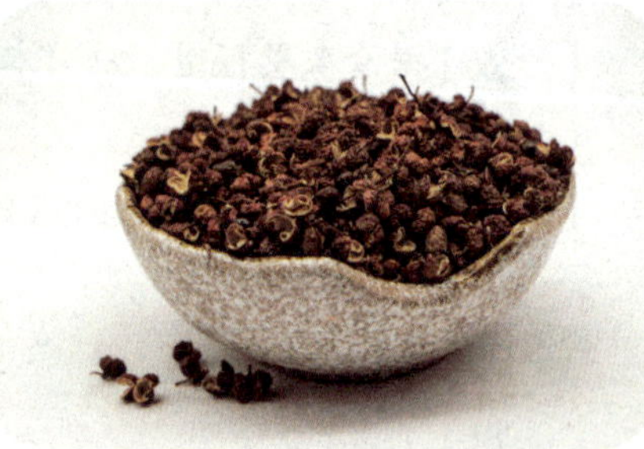

炮制研究

1. 除去果柄及种子（椒目），置锅内炒至发响、油出，取出、放凉。

2. 炒制：取净花椒置锅内，用文火炒至有香气，取出放凉。

3. 醋制：取花椒用微火炒热，陆续淋醋，炒至醋尽，迅速出锅，闷 1

小时，使其发汗，晒干，每花椒 1 千克，用黄醋 120 克。

4. 盐制：取花椒用微火炒至有响声，喷淋盐水炒干即得。

性味归经

辛，热，有毒。归脾、胃、肾经。

功能主治

治积食停饮，心腹冷痛，呕吐，噫呃，咳嗽气逆，风寒湿痹，泄泻，痢疾，疝痛，齿痛，蛔虫病，蛲虫病，阴痒，疮疥。

注意事项：阴虚火旺者忌服。孕妇慎服。

现代研究

现代研究表明，花椒果皮含挥发油，油中含月桂脎、香桧烯、紫苏烯、对聚伞花素、乙酸牻牛儿醇脂、柠檬烯及异茴香醚等。具有抗胃溃疡、抗腹泻以及保肝作用，对肠道平滑肌的运动有双向调节作用。还有镇痛抗炎、局部麻醉、抑菌杀疥螨等多种效应。并有抗凝及预防血栓形成的作用。花椒挥发油有麻醉止痛作用。花椒油有降血脂作用。花椒热水提取物可抑制子宫收缩。本品对白喉棒状杆菌、炭疽杆菌、肺炎链球菌、金黄色葡萄球菌、伤寒杆菌、铜绿假单胞菌和某些皮肤真菌有抑制作用，并有杀灭猪蛔虫的作用。所含的挥发油小量对家兔离体肠管呈持续性的蠕动加强，大量则使之抑制。牻牛儿醇给家兔静脉注射，引起血压迅速下降，反射性引起呼吸兴奋。花椒对小鼠及大鼠的胃溃疡均有抑制作用。花椒提取物对小鼠腹泻有对抗作用。花椒水、醚提取物对醋酸引起的小鼠扭体反应有抑制作用。花椒醚提取物和水提物对实验性血栓形成有抑制作用。

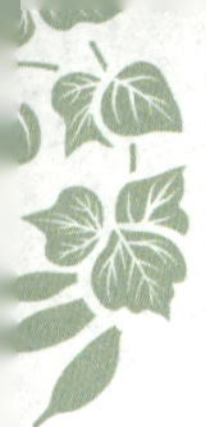

常用单方

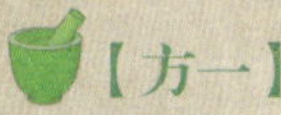

【方一】

川椒 40 克

【用法】 取上药，研为粗末，加水 2 000 毫升，充分浸泡后，煮沸取滤液。待药液稍凉后，用毛巾蘸药液浸洗患处，每天早晚各 1 次，每次 30 分钟。用药过程中忌用肥皂、热水洗涤沐浴，忌食油腻、辛辣刺激及鱼腥等食物。

【功能主治】 消肿止痒。主治漆疮（漆性皮炎）。

【疗效】 据林有王报道，采用上法治疗 9 例，分别在 2 ~ 5 天内痊愈。

【来源】《广西中医药》（1981）

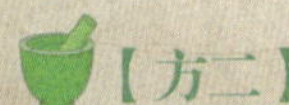

【方二】

花椒 10 克

【用法】 先取香油 30 克放锅内熬热，再投入花椒，炸至变黑、出味后即去花椒。待油温一次服下。

【功能主治】 驱蛔止痛。主治儿童蛔虫性肠梗阻。症见腹部绞痛、大便不通、恶心呕吐等，或胆道蛔虫病。

【疗效】 据王文亮报道，应用本方治疗胆道蛔虫病 9 例，均获痊愈，无不良反应。

【来源】《山东中医杂志》（1982）

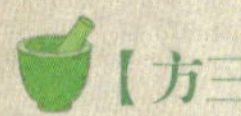

【方三】

花椒 30 克

【用法】 取上药，加水 1 000 毫升，煮沸 40 ~ 50 分钟，过滤。取滤液 25 ~ 30 毫升做保留灌肠，每天 1 次，连用 3 ~ 4 次。

【功能主治】 杀虫止痒。主治蛲虫病。症见肛门瘙痒，大便检查可找到虫卵。

【疗效】 据记载，应用本方治疗 108 例，临床症状均消失。粪检 3 次，虫卵皆为阴性。

【来源】《全国中草药新医疗法展览会资料选编》（传染病）

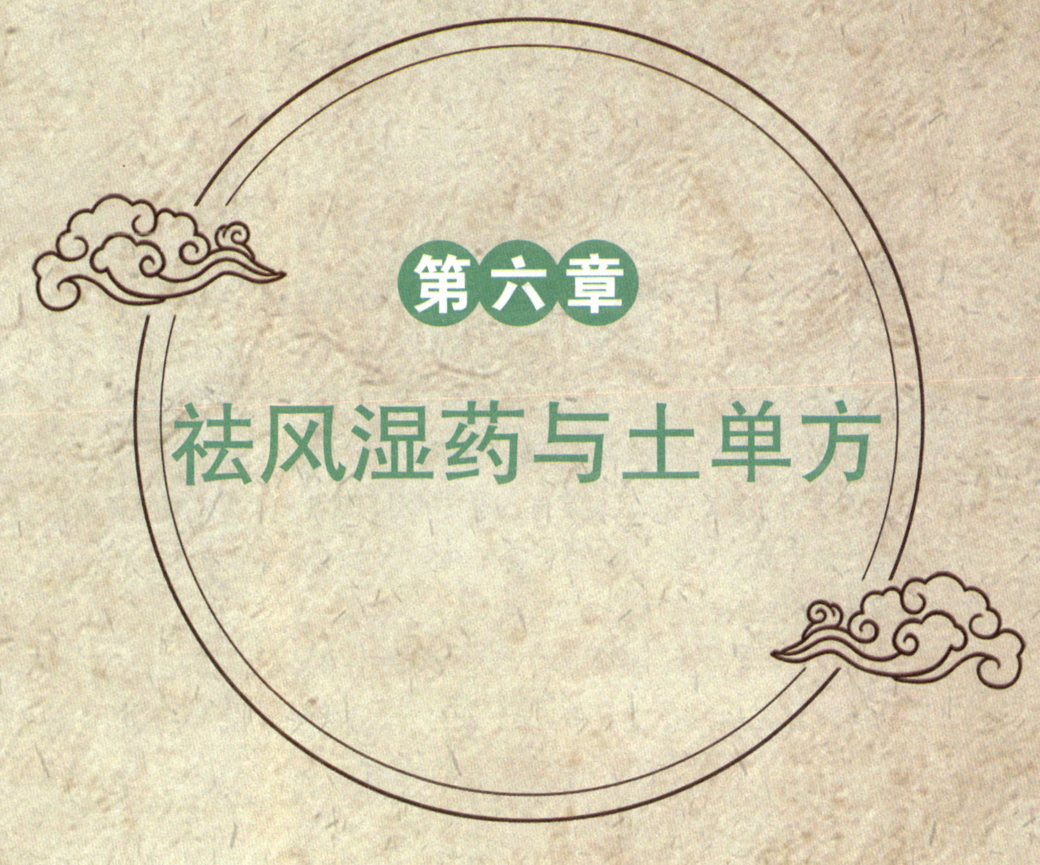

第六章

祛风湿药与土单方

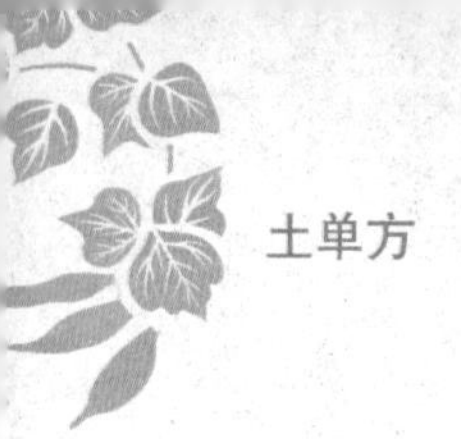

凡功能祛除风湿，解除痹痛的药物，称为祛风湿药。

风寒湿邪侵犯人体，留着于经络、筋骨之间，可以出现肢体筋骨酸楚疼痛、关节伸展不利，日久不治往往损及肝肾而腰膝酸痛、下肢痿弱。凡患风湿痹痛者，必须选用祛风湿药进行治疗。

祛风湿药主要适用于风湿痹痛，肢节不利，酸楚麻木以及腰膝痿弱等症，有的偏于祛除风湿，有的偏于通利经络，有的具有补肝肾强筋骨作用，可根据病情适当选用。

祛风湿药味多辛苦，性寒温不一，主要归于肝肾二经。

本类药物辛温香燥，易耗伤阴血，故阴亏血虚者应慎用。

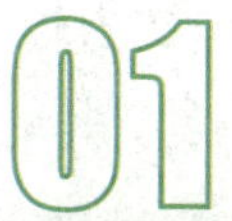

独活

来　　源：伞形科植物重齿毛当归的根。

别　　名：资丘独活、恩施独活、巴东独活，独摇草，独滑，长生草。

处方用名：独活，川独活。

用法用量：内服，煎汤，3 ~ 9 克；浸酒或入丸、散。外用，煎水洗。

产地采收

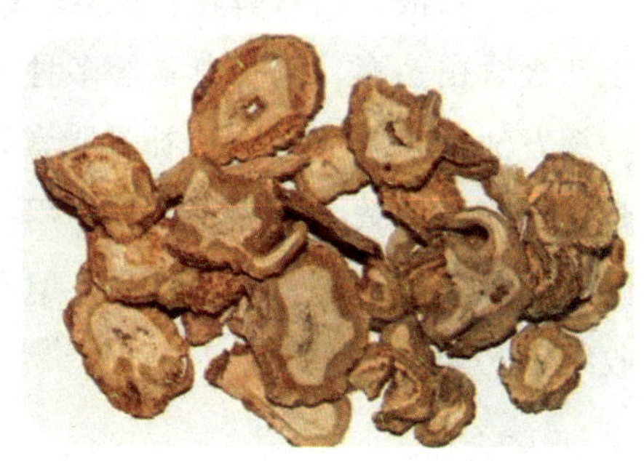

生于山谷沟边或草丛中，有栽培。主产湖北、四川。春初苗刚发芽或秋末茎叶枯萎时采挖，除去须根，阴干或烘干。以根粗、香浓者为佳。

炮制研究

除去杂质，洗净，润透，切薄片，晒干或低温干燥。

性味归经

辛、苦，温。归肾、膀胱经。

功能主治

祛风除湿，通痹止痛，解表。治风寒湿痹，腰膝酸痛，手脚挛痛，慢性气管炎，头痛，齿痛。

1. 用于风寒湿痹、腰膝疼痛。独活辛散苦燥，善祛风湿，止痛，凡风寒湿邪痹着于肌肉关节者，无问新旧，均可应有，尤以下部之痹证为适宜，故腰腿疼痛，两足痿痹不能行走，属于寒湿所致者，本品为要药。临床应用，除了与其他祛风湿药同用外，还配伍地黄、杜仲、桑寄生等补肝肾药，以标本同治、如独活寄生汤。

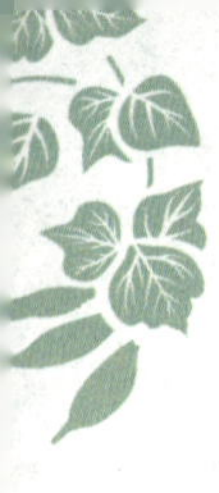

2. 用于风寒表证，兼有湿邪者本品能发散风寒湿邪而解表，但其力较羌活微弱，常与羌活同用。此外，本品亦用于少阴伏风头痛。

注意事项：阴虚血燥者慎服。

毒副作用

由于软毛独活中含有补骨脂素衍化物，可引起日光性皮炎。

现代研究

毛当归根含当归醇、当归素、植物甾醇、葡萄糖和少量挥发油。软毛独活根含白芷素、虎耳草素等多种呋喃香豆精类。叶除含上述成分外，还含挥发油 0.26%～0.57%，补骨脂素等。药理研究显示：①独活煎剂或流浸膏有镇静、催眠、镇痛、抗炎作用；②独活粗制剂（品种未鉴定）予麻醉犬或猫静脉注射，有降压作用，但不持久；③独活能使离体蛙腹直肌发生收缩。

◎ 常用单方 ◎

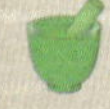【方一】

独活 30 克

【用法】取独活 30 克，鸡蛋 6 只，加水适量，一起烧煮，蛋熟后敲碎蛋壳，再煮 15 分钟，使药液渗入，去汤及药渣，吃鸡蛋，每天 1 次，每次 2 只，3 天为 1 个疗程。

【功能主治】祛风除湿止眩。主治梅尼埃病。

【疗效】共治疗 12 例，疗效 100%。服药最少 2 个疗程，最多 5 个疗程。

【来源】《时珍国药研究》（1996）

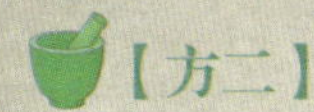

【方二】

独活 9 克

【用法】取上药，与红糖 15 克加水煎煮至 100 毫升。分 3 ~ 4 次服，1 周为 1 个疗程。

【功能主治】散寒止咳平喘。主治慢性气管炎。

【疗效】据记载，应用本方治疗 422 例，显效 29 例，有效 282 例，无效 111 例，总有效率为 74%。服药期间可有头昏头痛、舌发麻、恶心呕吐、胃部不适等副作用，一般不必停药。

【来源】《中药大辞典》

02 木瓜

来　　源：本品为蔷薇科植物贴梗海棠的干燥近成熟果实。

别　　名：木瓜实、铁脚梨、皱皮木瓜、红木瓜。

处方用名：木瓜、陈木瓜、光皮木瓜、宣木瓜、炒木瓜、川木瓜、铁脚梨。

用法用量：内服，煎汤，6 ~ 12 克；或入丸、散。外用：煎水熏洗。

产地采收

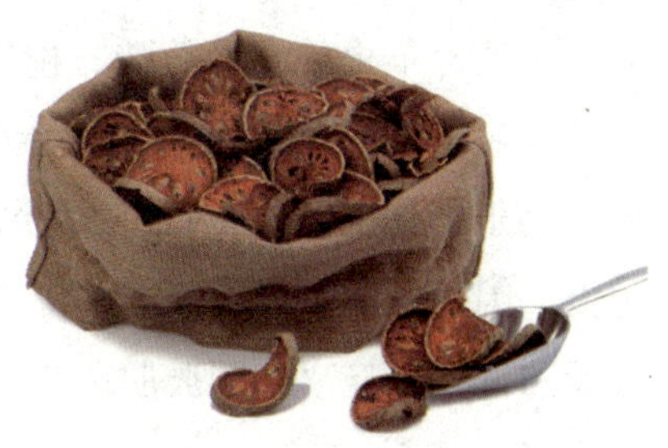

主产四川、湖北、安徽、浙江。9—10 月采收成熟果实，置沸水中煮 5～10 分钟，捞出，晒至外皮起皱时，纵剖为 2 块或 4 块，再晒至颜色变红为度。若日晒夜露经霜，则颜色

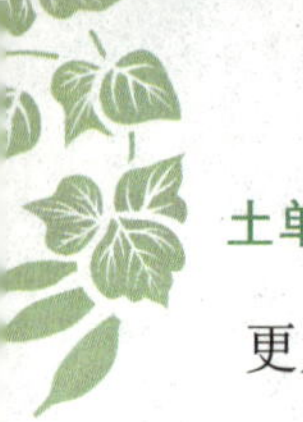

更为鲜艳。以个大、皮皱、紫红色者为佳。

炮制研究

清水洗净，稍浸泡，闷润至透，置蒸笼内蒸熟，乘热切片，日晒夜露，以由红转紫黑色为度。炒木瓜：将木瓜片置锅内，用文火炒至微焦为度。

性味归经

酸，温。归肝、脾经。

功能主治

平肝和胃，去湿舒筋。治吐泻转筋、湿痹、脚气、水肿，痢疾。

1. 用于风湿痹痛、筋脉拘挛、脚气肿痛。木瓜为治风湿痹痛所常用，筋脉拘挛者尤为要药，如木瓜煎，治筋急项强，不可转侧，即以本品配乳香、没药、生地黄。治脚气肿痛，冲心烦闷，常与吴茱萸、槟榔等配伍，如鸡鸣散。

2. 用于吐泻转筋。可使吐利过多而致的足腓挛急得以缓解。如蚕矢汤治疗此症，即以本品与薏苡仁、蚕沙、黄连、吴茱萸等同用。

3. 祛湿和胃。本品尚有消食作用，可用于湿盛之呕吐、腹泻、消化不良，常配草豆蔻。

注意事项：下部腰膝无力，由于精血虚，真阴不足者不宜用。伤食脾胃未虚，积滞多者，不宜用。胃酸过多者不宜用。

现代研究

木瓜含苹果酸、酒石酸、枸橼酸、皂苷及黄酮类，鲜果含过氧化氢酶，种子含氢氰酸。木瓜中的维生素C远远多于橘子中的维生素C含量，木瓜不仅有助于消化而且还能防止胃溃疡，木瓜尤其有助于消化人体难吸收食物种类，因而能有效地预防肠癌。对动物实验性关节炎有明显消肿作用，似有缓和胃肠肌痉挛和四肢肌肉痉挛的作用。

常用单方

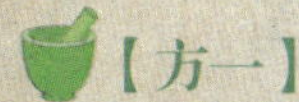

【方一】

木瓜适量

【用法】煮木瓜令烂，研作浆粥样，用裹痛处。煮木瓜时，入一半酒同煮之。

【功能主治】舒筋缓急止痛。主治脚膝筋急痛。

【来源】《食疗本草》

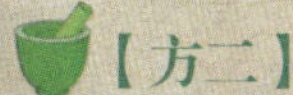

【方二】

木瓜 30 克

【用法】水煎，分 2 次服，每天 1 剂。

【功能主治】主治荨麻疹。

【来源】《中草药新医疗法资料选编》

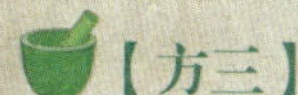

【方三】

木瓜 100 克

【用法】取上药，加水 4 000 毫升，煎去大半。待药温降至约 37℃时泡洗患处，每天洗 2 ~ 3 次，每剂药可连续用 2 天。

【功能主治】疏化湿热。主治脚气感染。

【疗效】据李书润等报道，应用本方治疗 20 例，取效满意，一般 2 ~ 7 天痊愈。

【来源】《浙江中医杂志》（1992）

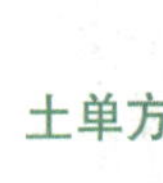

03 番木瓜

木瓜有两种，上述木瓜是指产于我国东南、西南和华中一带的叫宣木瓜，不能生食，只供中药用。产于广东、广西、台湾的番木瓜，可生食，酸甜可口，未成熟果实可切片炒熟当菜食。

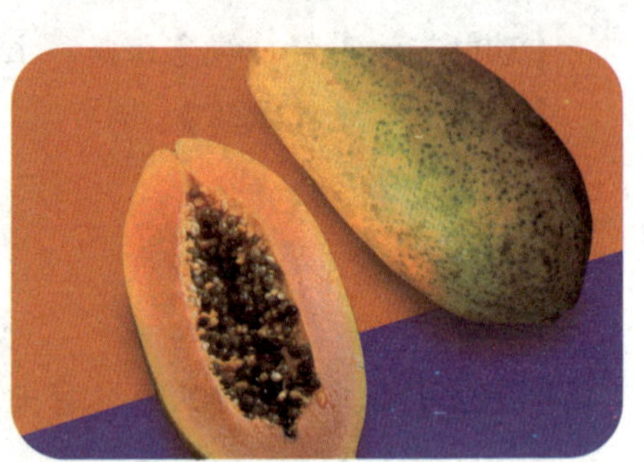

性味归经

甘、寒、平、无毒。归心、肺、肝经。

功能主治

健脾胃，助消化，清暑解渴，润肺止咳。咳嗽，胃痛，消化不良，湿疹疮毒，妇女乳少。简单附方如下：

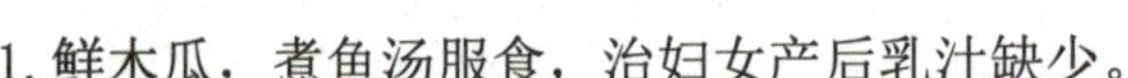

1. 鲜木瓜，煮鱼汤服食，治妇女产后乳汁缺少。

2. 鲜熟木瓜一个，去皮后蒸熟，加蜜糖服食，治咳嗽。

3. 成熟木瓜生食或煮熟食，或晒干研粉，每服 5 克，一天两次，治胃病，消化不良。

4. 未熟木瓜，晒干研粉，每次 10 克，早晨空腹服，驱绦虫、蛔虫。

5. 木瓜叶捣烂外敷，治痈疖肿毒。

6. 姜醋煮木瓜：鲜木瓜一个（切片），生姜 30 克，米醋 30 克，同煮熟食用。有补气活血，祛风散瘀，解郁调中，解毒消积作用。适用于病后体虚，产后乳少。

04 防己

来　　源：为防己科植物粉防己、木防己及马兜铃科植物广防己、异叶马兜铃的根。

别　　名：解离、载君行、石解。

处方用名：木防己、汉防己。

用法用量：内服，煎汤，7.5 ~ 15 克；或入丸、散。

产地采收

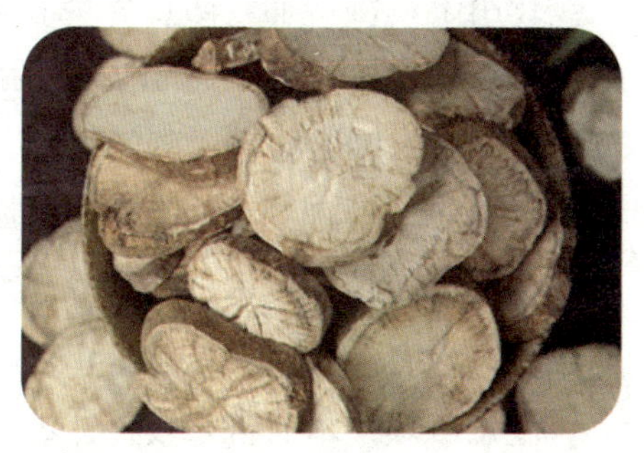

秋季采挖，洗净或刮去栓皮，切成长段，粗根纵剖为 2～4 瓣，晒干。异叶马兜铃根则在春、秋采挖。

1. 粉防己：根质重而坚脆，易折断。以去净栓皮，干燥，粗细均匀，质重，粉性大，纤维少者为优。主产浙江、安徽、江西、湖北等地。集散于汉口，故名汉防己。

2. 广防己：根切开面缺乏粉质，质坚硬，不易折断。气微香，味微苦而涩。以块大、粗细均匀、质重者为佳。产于广东、广西等地。

3. 木防己：根屈曲不直，质较坚硬，呈木质性，不易折断。断面无粉质，皮部极薄。产于河南、陕西等地。部分地区仅草药可使用。

4. 汉防己：为异叶马兜铃的根，弯曲，质坚实，不易折断。断面粉性，气微香，味苦。产于陕西、甘肃、四川、贵州等地。

防己药材较为复杂，主要分粉防己和木防己两类。木防己药材包括广防己和汉防己，有时也包括防己科的木防己。此外，个别地区尚有以防己科植物青藤、蝙蝠葛和马兜铃科植物淮通马兜铃、大叶马兜铃等的根部作防己使用。

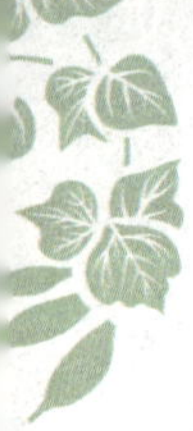

炮制研究

1. 炒制：取防己片，用文火炒至微焦为度。

2. 麸制：取蜜水和麦麸用文火烘干，加入防己片，炒至黄色，筛去麦麸即可。

性味归经

苦、辛，寒。归膀胱、脾、肾经。

功能主治

祛风湿，止痛，利水。治水肿臌胀，湿热脚气，手足挛痛，癣疥疮肿。

1. 用于风湿痹痛。防己善能祛风湿止痛。因其性寒，以湿热者为宜。寒湿痹痛，须与温经止痛的肉桂、附子等药配伍。

2. 用于水肿、腹水、脚气浮肿。常与利水消肿药配伍，如已椒苈黄丸中与葶苈子、椒目、大黄配伍；若属虚证，可配伍益气健脾之品，如防己黄芪汤中配黄芪、白术、甘草等药。一般认为汉防己利水消肿作用强，木防己祛风止痛作用较好。

注意事项：本品苦寒较甚，不宜大量使用，以免损伤胃气。食欲不振及阴虚无湿热者忌用。

毒副作用

广防己、汉防己含有马兜铃酸，能造成肾小管被大量破坏，导致肾衰竭。

现代研究

粉防己根含生物碱约 1.2%，其中有汉防己碱、防己醇灵碱等。尚含黄酮苷、酚类、有机酸、挥发油等，具有镇痛、消炎及抗过敏作用，抑制免疫性溶血、抑制平滑肌及显著的降压作用，并能抗菌、抗原虫、抗肿瘤。木防己根含木防己碱、异木防己碱、木兰花碱、马兜灵酸等，具有退热、降血压等作用。

常用单方

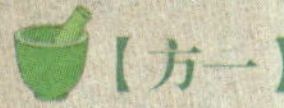

【方一】

汉防己 50 克

【用法】加生姜 25 克同炒，随入水煎服，半饥时饮之。

【功能主治】利水消肿。主治水鼓胀。

【来源】《本草汇言》

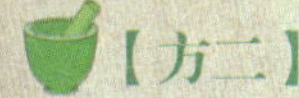

【方二】

木防己适量

【用法】与 60 度白酒以 1∶10 比例混合浸泡 60 天，制成木防己酒。每次 10 ~ 20 毫升，每天 2 ~ 3 次，口服，10 天为 1 个疗程。

【功能主治】祛风湿，止痹痛。主治关节炎或类风湿关节炎。

【疗效】据张殿浩报道，用本方治疗热痹 120 例，痊愈 51 例，好转 39 例，有效 22 例，无效 8 例，总有效率 93.3%。

【来源】《山东中医杂志》（1987）

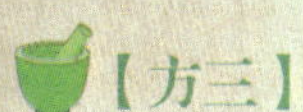

【方三】

生木防己全草 150 克

【用法】取上药，洗净，与大米 250 克放入冷开水 1 000 毫升中，用双手混合搓转 1 000 次，滤液。分 2 次服，重者每天服 4 次，轻者服 2 次，连服 3 天。

【功能主治】解毒。主治毒蕈中毒。

【疗效】据吴季方报道，应用本方治疗 14 例，除 4 例结合输液外，其余均单服本方而愈。

【来源】《湖南医药杂志》（1981）

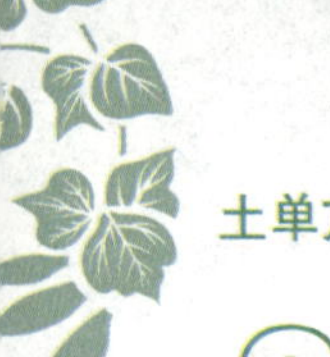

05 徐长卿

来　　源：本品为萝藦科植物徐长卿的干燥根及根茎。

别　　名：寥刁竹、竹叶细辛，亦名鬼督邮、别仙踪。

处方用名：徐长卿。

用法用量：内服，煎汤，3 ~ 10 克；入丸剂或浸酒；散剂 1.5 ~ 3 克。本品芳香入汤剂不宜久煎。外用，捣敷或煎水洗。

产地采收

主产江苏、浙江、安徽、山东，生于阳坡草丛中。夏、秋季采挖，晾干或晒干。

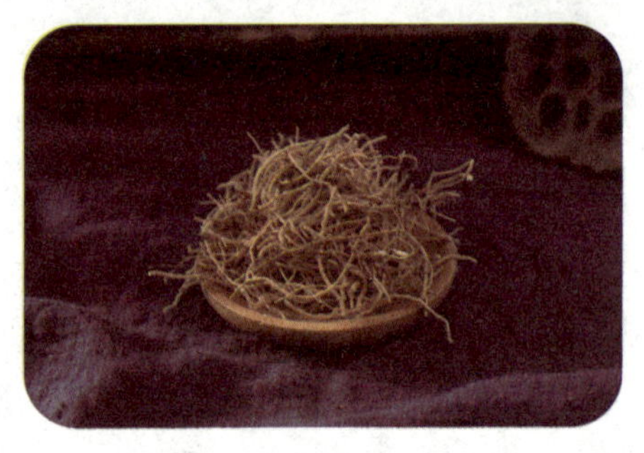

性味归经

辛，温。归肝、胃经。

功能主治

祛风止痛、止痒。用于风湿痹痛，胃痛胀满，牙痛，腰痛，跌扑损伤，荨麻疹、湿疹。

1. 用于风湿痹痛、腰痛、跌打损伤疼痛、脘腹痛、牙痛等各种痛症。徐长卿有较好的祛风止痛作用，广泛地用于风湿、寒凝、气滞、血瘀所致的各种痛症。近年来也用于手术后疼痛及癌肿疼痛，有一定的止痛作用。可单味应用，或随症配伍有关的药物。

2. 用湿疹、风疹块、顽癣等皮肤病。本品有祛风止痒作用，可单用内服或煎汤外洗，亦可配伍苦参、地肤子、白鲜皮等清利湿热的药物。此外，本品还能解蛇毒，治毒蛇咬伤，可与半边莲同用内服或外用。

注意事项：体弱者慎服。

现代研究

全草含牡丹酚约 1%。根含丹皮酚，另含苷类等。药理研究证实具有显著减少小鼠自发活动、镇痛、降低血压、减慢心律以及抑制志贺菌属、金黄色葡萄球菌等作用。

常用单方

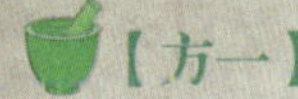

【方一】

徐长卿 10～20 克

【用法】水煎服。

【功能主治】散寒除湿止痛。主治腰痛，胃寒气痛，肝硬化腹水。

【来源】《中草药土方土法战备专辑》

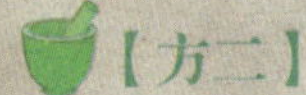

【方二】

徐长卿 15 克

【用法】酌加水煎成半碗，温服。

【功能主治】消胀。主治腹胀。

【来源】《吉林中草药》

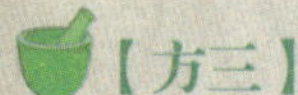

【方三】

徐长卿根 40～50 克

【用法】猪精肉 200 克，老酒 100 克。酌加水煎成半碗，饭前服，每天 2 次。

【功能主治】祛风湿，止痹痛。治风湿痛。

【来源】《福建民间草药》

06 雷公藤

来　　源：为卫矛科植物雷公藤的根、叶及花。

别　　名：黄藤根、黄药、水莽草、断肠草、菜虫药、南蛇根、三棱花，旱禾花，黄藤木，红药、红紫根、黄藤草。

处方用名：雷公藤。

用法用量：10 ~ 15 克。

产地采收

夏、秋采收。生于背阴多湿稍肥的山坡、山谷、溪边灌木林和次生杂木林中。分布浙江、江西、安徽、湖南、广东、福建、台湾等地。

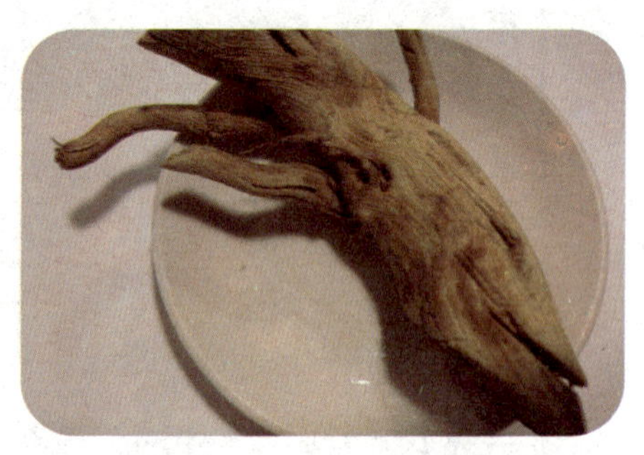

性味归经

苦，大毒。归肝、肾经。

功能主治

杀虫，消炎，解毒。本品有大毒。内服宜慎。雷公藤的药用部分主要是根部，毒性成分主要在芽、叶、茎和根茎的二层皮中。经过大量的临床实践，临床应用有带皮和去皮两种。带皮用量小，见效快，但副作用大。去皮用量大，见效缓，副作用小，安全性大。

毒副作用

雷公藤对各种动物毒性不同，它对人、犬、猪及昆虫的毒性很大，可以发生中毒甚至死亡，但是对羊、兔、猫、鼠、鱼却无毒性。

毒副作用有二：一为对胃肠道局部的刺激作用；二为吸收后对中枢神

经系统（包括视丘、中脑、延髓、小脑及脊髓）的损害，及引起肝、心的出血与坏死。有人认为雷公藤主要毒害动物的心脏，但对其他平滑肌及横纹肌亦有毒性，此为中毒致死的原因。中毒后急救措施为催吐、洗胃、灌肠、导泻等一般方法，利用羊血或兔胃浸出液的生物学解毒方法尚未确定。

现代研究

根含雷公藤定碱、雷公藤次碱、雷公藤晋碱、雷公藤春碱和雷公藤增碱等生物碱。此外，雷公藤还含南蛇藤醇、卫矛醇、雷公藤甲素及葡萄糖、鞣质等。药理研究具有杀虫作用。

常用单方

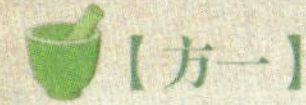

【方一】

雷公藤 10 克

【用法】雷公藤生药 10 克，水煎分 2 次服，每天一剂，短疗程 3 个月，中疗程 6 个月，长疗程 12 个月。

【功能主治】祛风湿，止痹痛。主治类风湿关节炎。

【疗效】治疗 32 例，除 3 例重症病人疼痛明显减轻外，其余 29 例自觉症状均消失，功能恢复正常，类风湿因子连续 5 次检查为阴性。

【来源】《中成药》（1990）

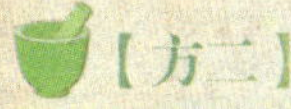

【方二】

雷公藤适量

【用法】取带皮雷公藤根 2/3，去皮雷公藤根 1/3，一同加入 50 度左右的白酒中，浸泡 15 天，制成 15% 的雷公藤酊（如雷公藤 15 克加酒 100 毫升）。每次 10 ~ 15 毫升，每天 3 次，饭后口服。如不能饮酒者，每天用去皮雷公藤根生药 20 克水煎 2 小时后取汁，分 3 次饭后服。一般连服 3 ~ 5 个月，待病情控制后可减量维持。

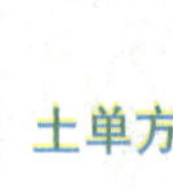

【功能主治】祛风湿、止痹痛、利关节。主治类风湿性关节炎。

【疗效】据严碧玉报道，应用本方治疗165例，临床痊愈18例，显效95例，好转46例，无效6例。

【来源】《中西医结合杂志》（1985）

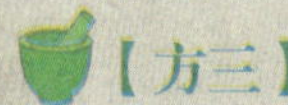

【方三】

粉背雷公藤茎枝干品25～45克

【用法】取上药，以文火煎3～4小时，取汁200毫升。早晚饭后服用，7～10天为1个疗程，疗程间隔1～2天，一般用药3～5个疗程，在症状控制、血沉降至正常后改为隔天或3天服药1次，连续6个月，以巩固疗效。用药期间可加服胃舒平及复合维生素以消除或减轻药物对胃肠道的刺激。原来用激素者，用本药后激素用量递减直至停服。

【功能主治】祛痹止痛。主治强直性脊椎炎。

【疗效】据张存报道，应用本方治疗40例，显效20例，有效17例，无效3例。

【来源】《广西中医药》（1989）

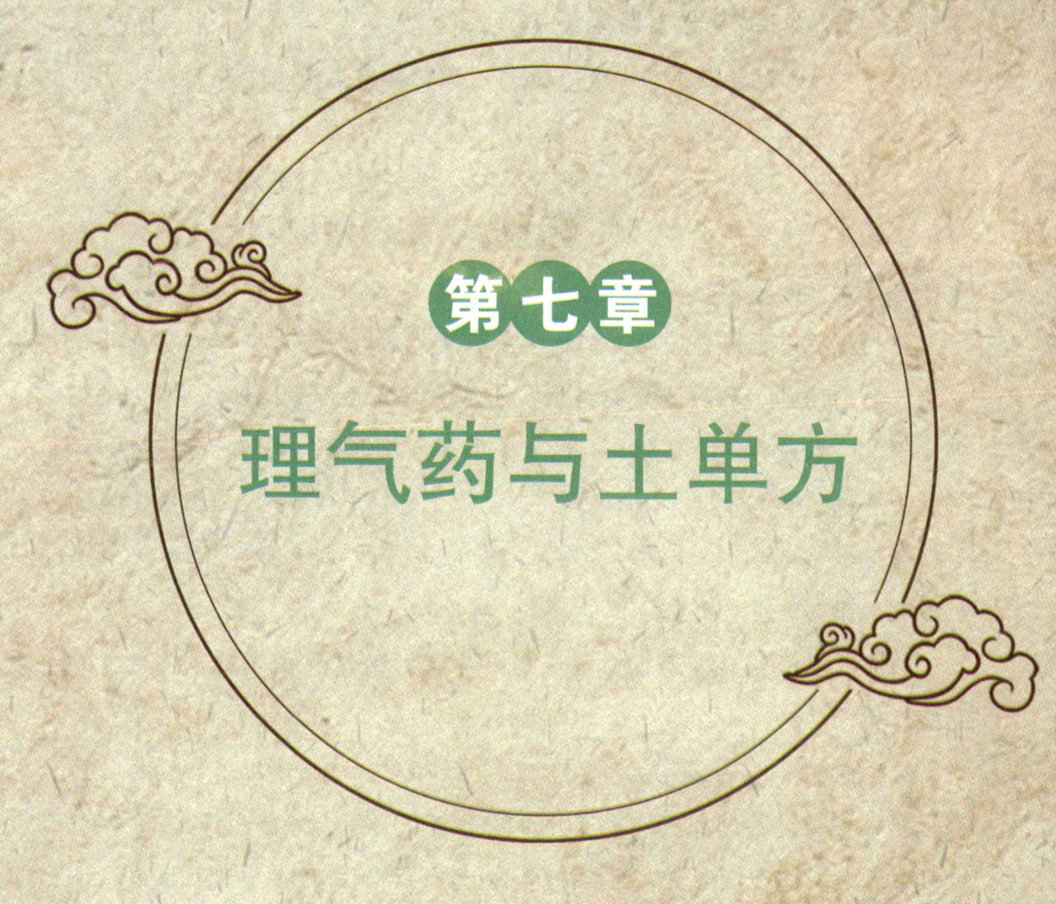

第七章

理气药与土单方

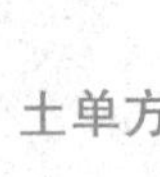

凡能调理气分、舒畅气机的药物称为理气药。因其善于行散气滞故又称为行气药，作用较强者称为破气药。

所谓气滞，就是指气机不畅、气行阻滞的症候。多由于冷热失调、精神抑郁、饮食失常以及痰饮湿浊等因所致。气滞病症，主要为胀满疼痛。气滞日久不治，可进而生痰、动火、成瘀。理气药功能疏通气机，既能缓解胀满疼痛，又能防止胀、满、瘀的发生，所以凡属气滞病症及时应用理气药治疗具有重要意义。

理气药适用于脾胃气滞、脘腹胀满疼痛，胸部气滞、胸痹疼痛，肝气瘀滞、胁肋胀痛、乳房胀痛或结块、疝痛、月经不调等；以及胃气上逆、呕吐嗳气、呕逆等症。分别具有理气宽中、行气止痛、宽胸止痛、疏肝解郁、降逆和胃等作用。

理气药大都味苦、辛，性多属温，能入脾、胃、肺、肝经。

理气药应用注意事项：

1.应用理气药时，须根据气滞病症的不同部位及程度，选择相应的药物。

2.气滞之证，病因各异，兼夹之邪亦不相同，故临床应用理气药时宜作适当的配伍。如肺气壅滞，因外邪袭肺者，当配合宣肺化痰止咳之品；如痰热郁肺，咳嗽气喘者，当配合清热化痰药。脾胃气滞而兼有湿热之证者，宜配清利湿热之药；兼有寒湿困脾者，需并用温中燥湿药；食积不化者酌加消食导滞药；兼脾胃虚弱者，又当与益气健脾药合用等。

3.本类药物大多辛温香燥，易耗气伤阴，故气弱阴虚者慎用。

4.本类药物行气力强，易伤胎气，孕妇慎用。

5.本类药物大多含有挥发油成分，不宜久煎，以免影响药效。

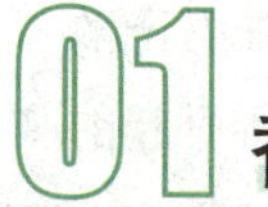

香附

来　　源：为莎草科多年生草本植物莎草的根茎。

别　　名：莎草、香附子、香头草。

处方用名：制香附、生香附。

用法用量：常用量 6 ~ 9 克，水煎服。

产地采收

我国分布极广，产量甚大。主产于广东、河南、四川、浙江、山东等省。秋季采挖，燎去毛根，置沸水中略煮或蒸透后晒干，或燎后直接晒干。以粒大肥厚、色紫光润、质坚实、香气浓者为佳。生用或醋炒用。

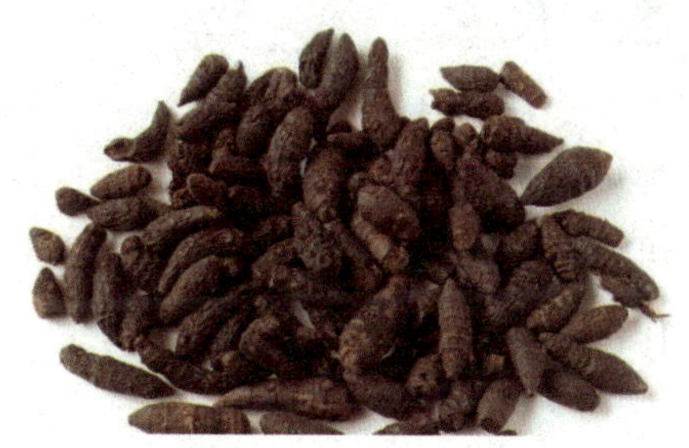

炮制研究

香附生品上行胸膈，外达肌肤，故多入解表剂中，以理气解郁为主。醋炙后，能专入肝经，增强疏肝止痛作用，并能消积化滞。酒炙后，能通经脉，散结滞，多用于治寒疝腹痛。四制香附，以行气解郁，调经散结为主，多用治胁痛、痛经、月经不调等证。香附炭性味苦涩，多用治妇女崩漏不止等证。

性味与归经

辛、微苦、甘，平。归肝、三焦经。

功能主治

疏肝理气，活血调经。

1. 用于胁肋疼痛，胸腹胀痛，乳房胀痛，疝气腹痛等症。香附辛散苦降，甘缓性平，长于疏肝理气，并有止痛作用，对于肝气瘀滞所引起的胸胁胀闷疼痛等症，常与柴胡、枳壳、陈皮、木香等同用；治疝气腹痛，可与小茴香、乌药同用；若乳房胀痛，可与柴胡、瓜蒌、青橘叶同用。

2. 用于月经不调，经行腹痛。香附既能疏肝理气，又能活血调经，故为妇科疾病常用药品，适用于月经不调、经行腹痛以及经前乳房胀痛等症，可与柴胡、当归、陈皮、青皮、白芍等同用。

注意事项：气虚无滞，阴虚血热者慎用。

现代研究

现代研究表明，香附含有葡萄糖、果糖、淀粉、挥发油，挥发油中含樟烯、桉叶素、柠檬烯等。其挥发油有轻度的雌激素作用；香附醇提取物可镇静、镇痛、解热；实验还表明香附具有抗炎、抗病原微生物、利胆等作用。

常用单方

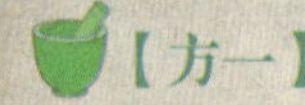

【方一】

香附 30 克

【用法】取香附 30 克，加水 300 毫升，煎至 200 毫升，1 剂煎 2 次，两煎对匀，1 次顿服。

【功能主治】行气利水。主治急性膀胱炎。

【疗效】治疗 98 例，92 例在 3 天内痊愈，6 例无效。

【来源】《浙江中医》（1992）

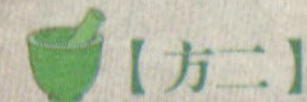

【方二】

生香附（鲜品）80～100 克，干品酌减。

【用法】水煎至适量，每天不拘时内服。并嘱病人尽量做到每次排尿入盂，筛洗结石有否排出。服药 1 个月为 1 疗程，治疗 3 个疗程统计疗效。

【**功能主治**】行气排石。主治尿路结石。

【**疗效**】共治疗 32 例，效果良好。

【**来源**】《浙江中医学院学报》（1996）

02 佛手

来　　源：芸香科植物佛手的干燥果实。

别　　名：佛柑花，手瓜、洋丝瓜。

处方用名：佛手、佛手片、陈佛手、川佛手。

用法用量：常用量 3 ~ 10 克，水煎服。

产地采收

主产于中国广东、福建、云南、四川等地。气香，味微甜后苦。以片大而薄、黄皮白肉、气味香甜者为佳。秋季果实尚未变黄或刚变黄时采收，切成薄片晒干或低温干燥，生用。

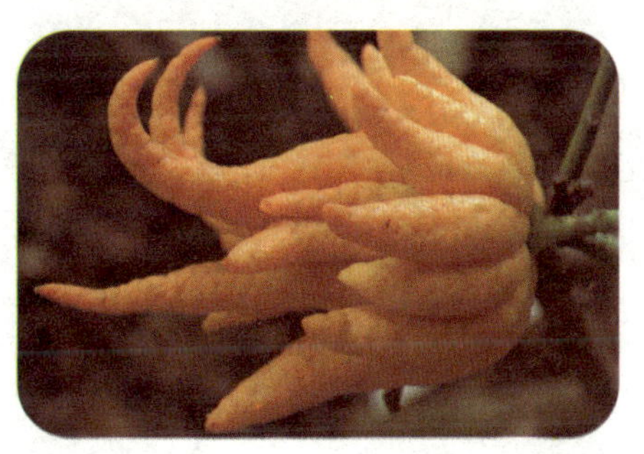

性味归经

辛、苦、酸，温。归肝、脾、肺经。

功能主治

疏肝理气，和胃止痛。用于肝胃气滞，胸胁胀痛，胃脘痞满，食少呕

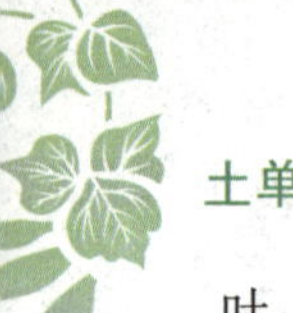

吐。主要应用于：肝郁胸胁胀痛，肝胃气痛，佛手辛行苦泄，善疏肝解郁，行气止痛，可与柴胡、香附、郁金等同用。用于脾胃气滞症，佛手有行气导滞、调和脾胃之功，治脾胃气滞之脘腹胀痛、呕恶食少，多与木香、香附、砂仁等同用。用于久咳痰多、胸闷胁痛，佛手既可燥湿化痰，又能疏肝理气，每与丝瓜络、瓜蒌皮、陈皮等同用。

注意事项：阴虚有火或无气滞者慎用。

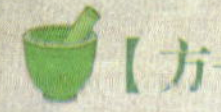

现代研究

佛手含柠檬油素及微量香叶木苷和橙皮苷。佛手多糖浓度在1.2～4克/升时可提高巨噬细胞外低下的IL-6水平，对巨噬细胞内IL-6无影响。佛手多糖可协同脂多糖增加巨噬细胞分泌IL-6。佛手醇提取物对肠道平滑肌有明显的抑制作用，对乙酰胆碱引起的十二指肠痉挛有显著的解痉作用，有扩张冠状血管、增加冠脉血流量的作用，高浓度时抑制心肌收缩力、减缓心律、降低血压。

◎ 常用单方 ◎

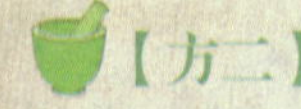

【方一】

鲜佛手12～15克

【用法】用开水冲泡，代茶饮

【功能主治】疏肝和胃，理气止痛。主治肝胃气痛。

【来源】《全国中草药汇编》

【方二】

佛手120克

【用法】取上药，加水600毫升，煎至300毫升，每次服20毫升，每天4次。

【功能主治】疏肝理气，化痰散结。主治痰气交阻之梅核气。症见咽部如有物阻，吞之不下，吐之不出，情绪波动时加重，舌苔薄白或微腻。

【疗效】治疗 120 例，治愈率 98.3%，疗程 5 ~ 21 天。

【来源】《时珍国药研究》（1994）

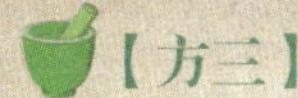

【方三】

佛手适量

【用法】取上药，焙干至黄色，研为细末，每次 9 克，以白酒送服，每天 2 次。

【功能主治】理气和胃止痛。主治胃气痛。

【来源】《滇南本草》

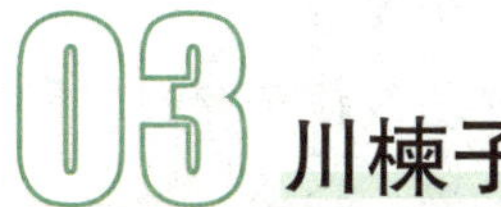

03 川楝子

来　　源：为楝科植物川楝的果实。

别　　名：金铃子、苦楝子、楝实。

处方用名：川楝子、金铃子、川楝、生川楝子、炒川楝子、炒金铃子、醋川楝子等。

用法用量：常用量 5 ~ 10 克，水煎服。

产地采收

主产于四川、湖北、贵州、河南等地，秋、冬果实成熟时采收，晒干。

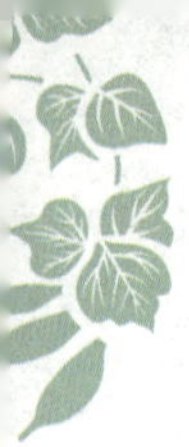

炮制研究

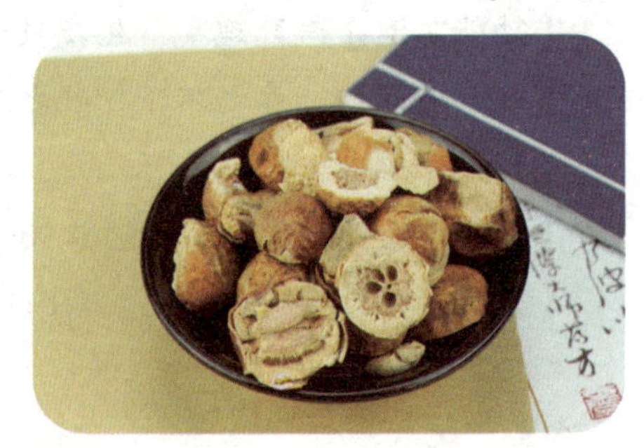

川楝子有生用、炒用、酒炒和盐川楝子。生川楝子长于杀虫、疗癣，兼能止痛；炒川楝子可降其苦寒之性，降低毒性，以疏肝理气止痛力胜；醋川楝子又名醋炒川楝子，可增强止痛作用；盐川楝子能引药下行，作用专于下焦，长于疗疝止痛。

性味归经

苦、寒、小毒。归肝、胃、小肠经。

功能主治

除湿热、清肝火、止痛、驱虫。用于胸胁痛，乳腺炎，痛经，大小便不通，脘腹胀痛，虫积腹痛，头癣（外用）等。主要应用于：脾胃气滞、脘腹胀痛，常与延胡索等配伍同用。治疝气痛，常配合小茴香、青皮等同用。用治虫积腹痛，常配合槟榔、使君子等同用。但其功效较苦楝根皮为弱。外用又可治头癣；焙黄研末，用猪油或麻油调成油膏，涂于患处（在涂药前先须将患处洗净）。

注意事项：脾胃虚寒者忌服。

毒副作用

内服用量不宜过大，且不可久服，以免出现恶心呕吐等毒副作用。

现代研究

本品含有川楝素为驱除蛔虫的有效成分。对白色念珠菌、新型隐球菌有较强的抑制作用；并松弛奥狄括约肌、收缩胆囊，促进胆汁分泌；抑制真菌及金黄色葡萄球菌等。

◎ 常用单方 ◎

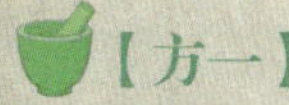

【方一】

川楝子 30 克

【用法】水煎服，每天一剂，分 3 次口服。

【功能主治】理气止痛，清化湿热。主治尿路感染。证见尿频、尿急、尿痛、尿黄，小腹拘急坠胀，舌苔厚腻，脉滑数。

【疗效】治疗 1 例，痊愈。

【来源】《中医杂志》（1999）

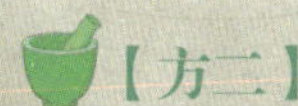

【方二】

川楝子 20 克

【用法】川楝子 20 克，加水 500 毫升浸泡半小时，水煎 15 分钟，去渣取汁，加入红糖 50 克溶化，分 3 次服，每天一剂。

【功能主治】疏肝郁、清肝火、止疼痛。主治乳腺炎。

【疗效】治疗 30 例，共治愈 27 例，好转 2 例，无效 1 例。

【来源】《中医杂志》（1999）

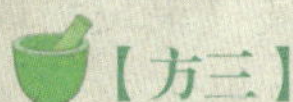

【方三】

川楝子适量

【用法】川楝子洗净加水煮沸半小时，捣烂，去皮核，过筛，以稠厚为宜。将川楝子果肉 100 克，猪油 80 克，蜂蜡 20 克，香料适量，调匀即可。

【功能主治】生肌止痛。主治手足皲裂。

【疗效】治疗 20 余例，均有效。

【来源】《中医外治杂志》（1996）

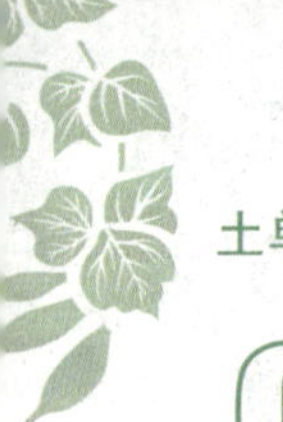

04 陈皮

来　　源：陈皮为芸香科植物橘及其栽培变种的成熟果实的果皮。

别　　名：橘皮、新皮、广陈皮、贵老、黄橘皮、红皮、红橘、大红袍、川橘。

处方用名：橘皮、陈皮、广陈皮、新会皮、陈皮丝、陈皮炭、炒陈皮。

用法用量：常用量 3 ~ 10 克，水煎服。

产地采收

产于中国广东、福建、安徽、湖北、四川等地。橘子在中国南方称柑，广东有名产，如潮州柑、新会柑。秋、冬季采收。以果皮片大、均匀、干燥、色鲜艳、油性大、香气浓者为佳。新会柑皮制成的广陈皮最为有名，是广东三宝之一，比他处所产贵重得多，存放日久为佳，故称陈皮。以制陈皮而论，外省用橘皮，广东专用柑皮，而且以新会柑皮为地道。秋末冬初果实成熟时采收果皮，晒干或低温干燥。

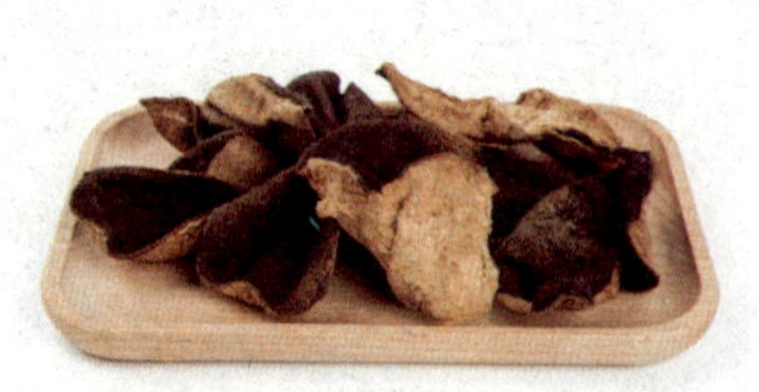

性味归经

苦、辛，温。归脾、肺经。

功能主治

理气健脾，燥湿化痰。用于胸腹胀满，不思饮食，呕吐哕逆，咳嗽痰多，亦解鱼、蟹毒。主要应用于：脾胃气滞症。陈皮辛行温通，有行气止痛、健脾和中之功。又因味苦燥湿，故寒湿中阻的脾胃气滞、脘腹胀痛、恶心呕吐、泄泻者，用之尤为适宜，常与苍术、厚朴等同用，如平胃散。治脾胃气滞、腹痛喜按、不思饮食、食后腹胀、便溏舌淡者，可与党参、白术、茯苓等同用，如异功散。若脾胃气滞较甚，脘腹胀痛较剧者，每与木香、枳实等同用，以增强行气止痛之功。用于湿痰、寒痰咳嗽，陈皮既能燥湿化痰，又能温化寒痰，苦辛行泄而能宣肺止咳，为治痰之要药。治湿痰咳嗽，多与半夏、茯苓等同用，如二陈汤。治寒痰咳嗽，多与干姜、细辛、五味子同用。

注意事项：本品辛香温燥，易伤阴液，故阴虚燥咳、吐血、咯血及内有实热者慎服，对气虚患者也应慎用。

现代研究

本品主要含有挥发油，主要成分为柠檬烯，还含有黄酮类成分，包括橙皮苷、新橙皮苷、苷橘素等。小量煎剂可增强心脏收缩力，使心输出量增加；大剂时可抑制心脏。鲜橘皮煎剂有扩张气管的作用。所含橘皮苷可降低毛细管的通透性，防止微细血管出血，能拮抗组织胺、溶血卵磷脂引起的血管通透性增加；能增强纤维蛋白溶解、抗血栓形成，有利胆作用。橘皮挥发油对消化道有缓和刺激作用，有利于胃肠积气的排出；能促进胃液分泌，有助于消化。

常用单方

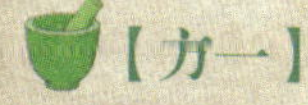

【方一】

西洋参 15 克，陈皮 15 克。

【用法】水煎服。

【功能主治】补气行气。主治胃手术后排空延迟症。

【疗效】用于多例，均治愈，平均治愈时间 3.5 天。

【来源】《新中医》（1998）

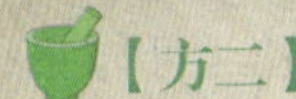

【方二】

鲜橘皮1～2个

【**用法**】取上药，放入带盖杯中，倒入开水，待5～10分钟后即可饮用。鲜橘皮每天更换一次。如有发热咳浓痰者，可配合使用抗生素。

【**功能主治**】行气化痰。主治慢性支气管炎（痰湿蕴肺型）。症见咳嗽、咳痰，咳声重浊，痰出咳平，舌苔白腻。

【**疗效**】共治疗20例，其中12例单用本品，8例配合抗生素，轻者当天见效，3例无效。

【**来源**】《黑龙江中医药》（1990）

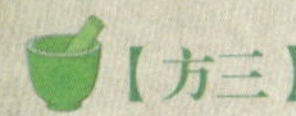

【方三】

陈皮70克

【**用法**】取上药，水煎2次。早晚分服，每天1剂，15天1个疗程。

【**功能主治**】行气散结消肿。主治急性乳腺炎。

【**疗效**】共治疗45例，痊愈38例，显效6例，无效1例，总有效率98%。

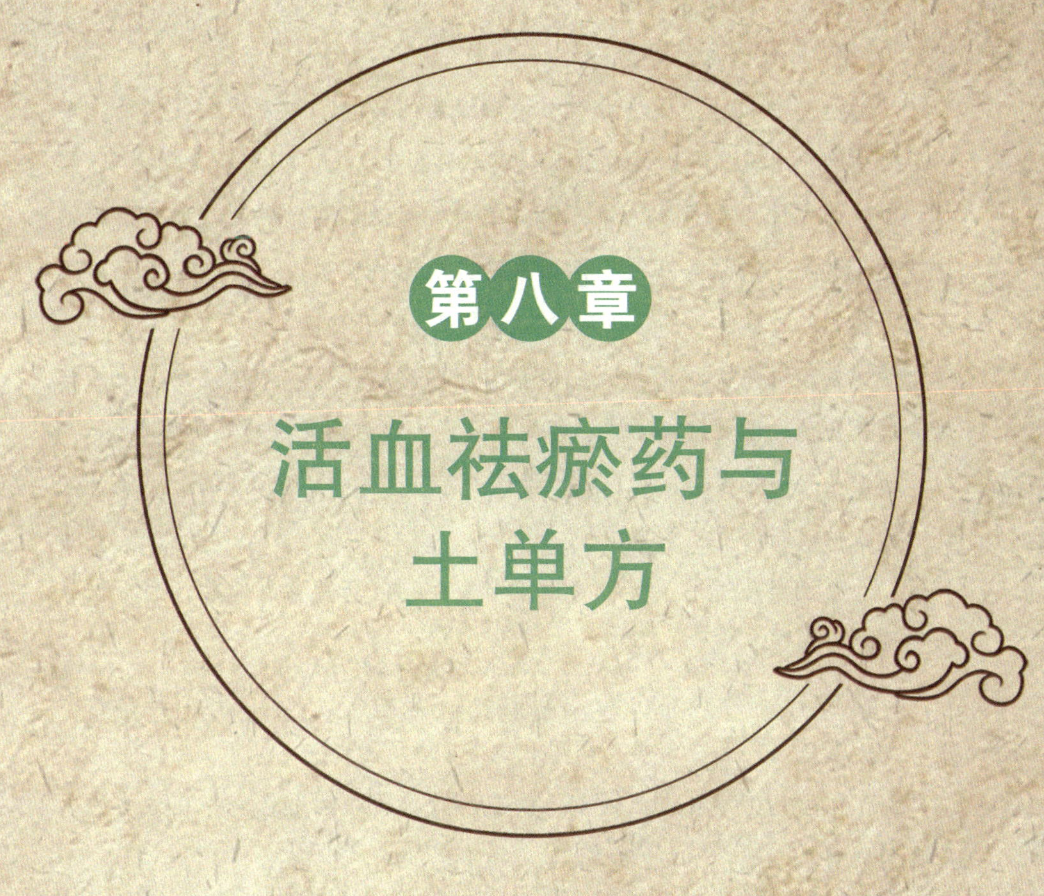

第八章

活血祛瘀药与土单方

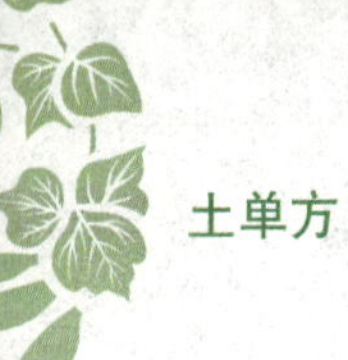

凡功能通利血脉、促进血行、消散瘀血的药物，称为活血祛瘀药。其中活血祛瘀作用较强者，又称破血药或逐瘀药。

血液为人体重要物质之一，但必须通行流畅以濡养周身，如有阻滞则往往发生疼痛、肿块等病症，活血祛瘀药功能行血散瘀，解除由于瘀血阻滞所引起的各种病症，故临床应用尤为重要。

活血祛瘀药主要适用于瘀血阻滞引起的胸胁疼痛、风湿痹痛、疮疡肿痛、跌扑伤痛，以及月经不调、经闭、痛经、产后瘀滞腹痛等病症。

活血祛瘀药味多辛、苦、咸，性寒、温、平不一，主要归肝、心二经。

活血祛瘀药应用注意事项：

1.活血祛瘀药适用于各种瘀血阻滞病症，但药性各有偏胜，需根据具体病情适当选用。

2.瘀血阻滞每兼气行不畅，为加强活血祛瘀作用，故常配合理气药同用。如瘀滞疮疡，可配清热药同用。

3.活血祛瘀药每有伤血之虞，故应用时必须注意用量，并宜适当佐以养血药同用。

4.瘀血阻滞而气虚不足者，可配补气药同用。

5.月经过多、孕妇对于活血祛瘀药应忌用或慎用。

01 川芎

来　　源：本品为伞形科植物川芎的干燥根茎。

别　　名：芎䓖、大川芎、大芎、抚芎、京芎。

处方用名：川芎、炒川芎、酒川芎。

用法用量：常用量 3 ~ 9 克，水煎服。

产地采收

川芎为四川特产药材。主产于四川，此外云南、湖南、湖北、贵州、甘肃、陕西等省亦有出产，系人工栽培。五月下旬采挖，去茎叶，烘干，除去须根。以根茎肥大、丰满沉重、外黄褐色、内有黄白菊花心、香味浓者为佳。

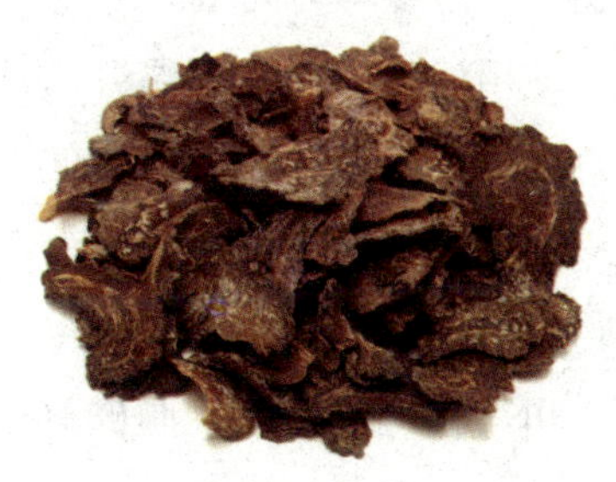

炮制研究

川芎有生用或酒炙用，酒炙后活血力增强。

性味归经

辛，温。归肝、胆、心包经。

功能主治

活血行气，祛风止痛。用于月经不调，经闭，痛经，胸胁刺痛，跌扑肿痛，头痛，风湿痹痛。

1. 本品功能活血行气，为血中之气药，可下行血海。常用于血瘀气滞所致的月经不调、痛经、闭经、产后瘀阻腹痛等病症，常与当归、白芍、香附、益母草等同用；用治难产、胞衣不下，可与牛膝、龟甲等配合使用。

2.本品能上行头目，为头痛要药，治风寒头痛，常与细辛、防风、白芷等同用；风热头痛，常和蔓荆子、菊花、生石膏等配伍；治风湿头痛，每和藁本、白芷、羌活、苍术等同用；血虚头痛，每和当归、白芍、何首乌、天麻等配伍；治头风头痛，常与白僵蚕、全蝎、防风等配伍；治血瘀头痛，常和赤芍、丹参、牛膝等同用。

3.用于风湿痹痛，常与牛膝、细辛、秦艽、独活等配用。

4.近代用治心血瘀阻之冠心病，常与丹参、赤芍、红花等同用；治疗脑血栓形成，脑动脉硬化症，脑血管痉挛，单用或用川芎嗪静脉滴注，或与葛根、丹参等药同用。

使用注意：本品辛温升散，凡阴虚火旺、舌红口干者不宜应用；对妇女月经过多及出血性疾病，亦不宜应用。

现代研究

川芎含有川芎嗪、胆碱等生物碱，还含有挥发油、酚性物质、有机酸等。具有扩张心肝冠状动脉、增加冠脉血流量、降低心肌耗氧量、抗心肌缺血等作用。能抑制血小板聚集，改善红细胞的变形性，降低全血黏度，抗血栓形成。还可改善脑循环，对脑缺血有保护作用，对中枢神经系统有镇静作用。此外，还有降血压、抗射线损伤和抗维生素E不足的作用。

◎ 常用单方 ◎

【方一】

川芎适量

【用法】取上药，研为细末，备用。用时取本品6～9克，加山西老陈醋调成糊状，然后用少许药与凡士林调匀。随即将配好的药膏抹在骨质增生处，盖一层塑料纸，再贴上纱布，用宽胶布将纱布四周封固，第2天换药1次，10天为1个疗程。

【功能主治】祛风活血、通络止痛。主治骨质增生症。症见关节肿痛，屈伸不利，遇寒冷则痛甚，或固定不移，或游走不定，或沉重不舒，舌淡苔白。

【疗效】应用本方治疗20例，取得较满意效果。

【来源】《新中医》（1980）

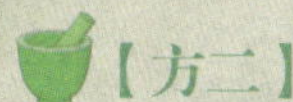

【方二】

川芎适量

【用法】取上药，焙干，研成细粉（过80～100目筛）。另用棉布1块（据患部大小而定）做成药袋，热敷患处，每天3次。

【功能主治】活血化瘀、祛风止痛。主治骨质增生等无菌性炎症。本病多见于老年人，主要表现为骨关节疼痛、转侧屈伸不利、麻木等。

【疗效】应用本方治疗37例（其中跟骨骨刺15例，手指关节、颈、腰椎骨质增生共15例，肩周炎3例，膝关节痛、痛风、脉管炎、类风湿关节炎各1例）。治愈11例，显效13例，好转13例，总有效率100%。

【来源】《新医学》（1982）

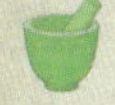

【方三】

川芎45克

【用法】取上药，研为细末，分装在用薄布缝成的布袋内，每袋装药15克左右。将药袋放在鞋内直接与痛处接触，每次用药1袋，每天换药1次，3个药袋交替使用，换下的药袋晒干后仍可再使用。

【功能主治】活血散瘀、祛风止痛。主治跟骨骨刺。症见足跟疼痛，步履艰难，遇寒冷及劳累时疼痛加重。

【疗效】应用本方治疗75例，全部有效。一般用药7天后疼痛减轻，20天后疼痛消失。

【来源】《四川中医》（1989）

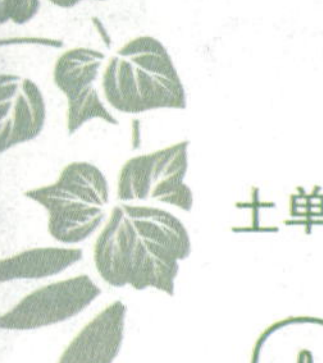

02 乳香

来　　源：为橄榄科小乔木植物卡氏乳香树及其同属植物皮部渗出的树脂。

别　　名：熏陆香、滴乳香。

处方用名：乳香、明乳香、制乳香。

用法用量：常用量3～9克，水煎服，外用适量。

产地采收

乳香产于非洲的索马里、埃塞俄比亚及阿拉伯半岛南部，土耳其、利比亚、苏丹、埃及亦产。春、夏季将树干的皮部由下而上用刀顺序切伤，使树脂由伤口渗出，数天后凝成硬块，收集即得。

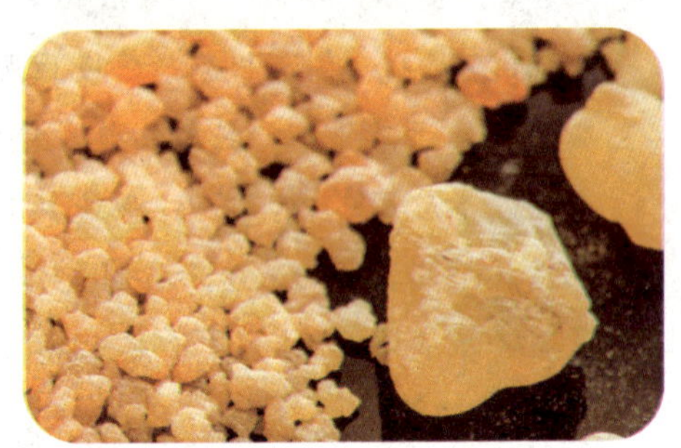

炮制研究

乳香有醋制和炒制。醋制可加强止痛之功。

性味归经

辛、苦、温。归心、肝、脾经。

功能主治

活血止痛，消肿生肌。

1. 本品既可活血化瘀，又可行气散滞。临床内、外、妇、伤诸科见有瘀滞疼痛之症，皆可应用。用治胃痛，可配高良姜、木香；治疗胁痛，可配川楝子、延胡索；治疗痹痛，常配羌活、秦艽；治疗损伤瘀痛，可配没药、红花、麝香；治疗痈疽肿毒之坚硬疼痛，常配没药、雄黄、麝香。

2. 用于疮疡溃破久不收口，本品与没药共研细末，外敷患处。

使用注意：本品味苦，入煎剂汤液混浊，胃弱者多服易致呕吐，故用量不宜过多，对胃弱者尤应慎用。无瘀滞者及孕妇不宜用。

现代研究

现代研究表明，乳香含挥发油和树脂。具有抗胃、十二指肠溃疡和抗炎、镇痛的作用，其镇痛范围广。此外，还可降低肝脏胆固醇合成而发挥降脂作用，并可用来防腐及消除口臭。

常用单方

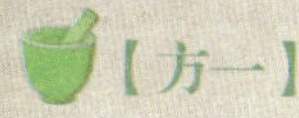

【方一】

乳香和没药各 10 克

【用法】对冻疮疮面已溃烂者，可将上药碾碎制成粉剂后敷于患处，每个疗程 5 天，每天外敷 4 ~ 5 次。对冻疮未溃烂者，可将上药加入适量消毒凡士林搅拌，制成膏剂，涂于患处，每个疗程 5 天，每天外涂 4 ~ 6 次。

【功能主治】活血止痛、消肿生肌。主治冻疮。为冬季常见病，症见手足局部红肿或溃烂。

【疗效】应用本方治疗 38 例，治疗 1 ~ 3 个疗程，总有效率达 97.4%，且在治疗过程中无任何毒副反应。

【来源】《山西护理杂志》（1998）

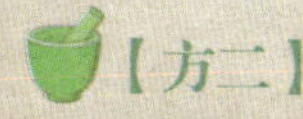

【方二】

生乳香适量

【用法】取上药，配生没药适量（两药同等量），各研为细末，用陈醋与 75% 的乙醇溶液各半，调上药为药泥。先确定压痛点及范围，

将药泥敷贴于患处。如腹壁脂肪较厚，或诊断为后位阑尾炎者，可在背部的相应区加贴敷，敷压痛点处，范围应略大于病灶，约3厘米厚，用油纸纱布固定，每天换药1次，药干后随时调湿，至腹痛消失，体温正常，麦氏征试验阴性为止。

【功能主治】活血化瘀、消肿止痛。主治急性阑尾炎。主要表现为右下腹疼痛，疼痛开始在上腹或脐周逐转移至右下腹部，厌食、呕吐、便秘或腹泻。

【疗效】应用本方治疗30例，治愈22例，好转6例，总有效率为93.3%。一般外敷1～3次后即可收效或治愈。

【来源】《湖南中医杂志》（1998）

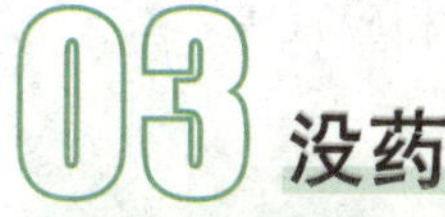

没药

来　　源：本品为橄榄科小乔木没药树和爱伦堡没药树皮部渗出的油胶树脂。

别　　名：末药。

处方用名：没药、制没药。

用法用量：常用量 3 ~ 9 克，水煎服。外用适量。

产地采收

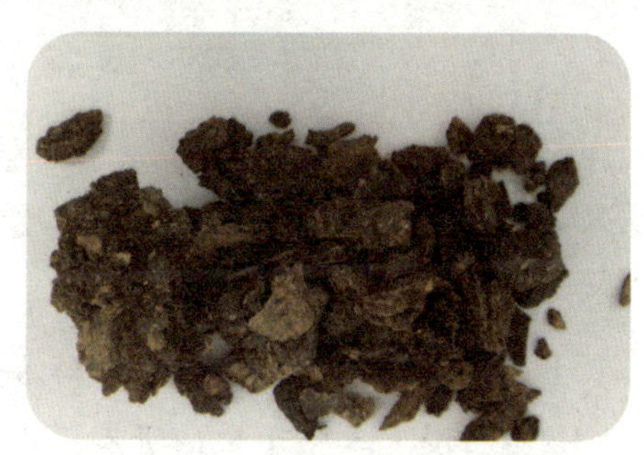

主产于非洲索马里、埃塞俄比亚以及印度等地。采集由树皮裂缝处渗出的白色油胶树脂，于空气中变成红棕色而坚硬的圆块。以块大、棕红色、香气浓而杂质少者为佳。

炮制研究

1. 醋制：取净没药，加醋拌匀，焖透，置锅内炒至表面光亮时，取出，放凉。

2. 炒制：取净没药置锅内，用文火炒至表面光亮时，取出，放凉。

性味归经

苦，平。归心、肝、脾经。

功能主治

活血止痛，消肿生肌。用于经闭、痛经、胃腹疼痛、跌打伤痛、痈疽肿痛及肠痈等证。本品功用与乳香相似，故对上述瘀痛之证，常与乳香相须为用，可增强活血止痛之功。

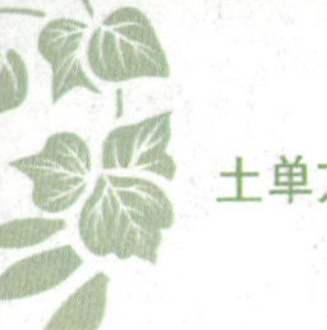

注意事项：与乳香同。如与乳香同用，两药用量皆须相应减少。

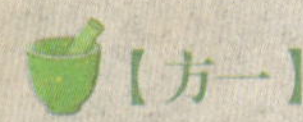

现代研究

没药含有挥发油2.5%～6.5%、树脂25%～35%、树胶57%～65%等。具有降低血脂，预防动脉壁斑块形成的作用。也有抗炎、镇痛与退热作用。没药酊剂对黏膜有收敛作用，口腔、咽部溃疡时可作口腔洗剂用。没药水浸剂对多种致病真菌有不同程度的抑制作用。本品用于胃肠无力时可以兴奋肠蠕动。

常用单方

【方一】

生没药适量

【用法】取上药，加99%乙醇溶液回流，加热提取，制成浸膏状，然后将浸膏真空干燥，研末，装入胶囊，备用。每粒胶囊含没药浸膏0.1克。口服，每天3次，每次2～3粒，每天总量为0.6～0.9克（相当于原生药2～3克），连服2个月。

【功能主治】降低血脂。主治高脂血症。

【疗效】应用本方治疗52例，降低胆固醇有效率为65.7%，降低甘油三酯有效率为47.8%。本方对一部分合并冠心病病人还有减轻心绞痛及胸闷的疗效。

【来源】《中医杂志》（1988）

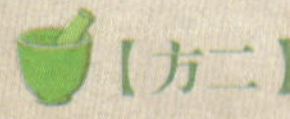

【方二】

印度穆库尔没药适量

【用法】取上药打碎成蚕豆大小，按用量炒至内外皆成黑色（没有炭化），去除部分挥发油（其树脂含量较高，药效较好）。打碎成粉，装空心胶囊（以防药粉黏附于食道壁上）。口服，每天 4 次，每天总量为 8 克，连服 3 个月。

【功能主治】活血、通脉、降脂。主治冠心病。表现为心前区疼痛，劳累时呼吸困难，有心绞痛和心肌梗死史，血脂升高，心电图有 ST 段降低，T 波倒置等。

【疗效】应用本方治疗 68 例冠心病患者，结果心前区不适及疼痛消失或减轻 67 例，活动后呼吸困难消失 42 例，有明显的临床效果。

【来源】《山西中医》（2002）

04 延胡索

来　　源：为罂粟科植物延胡索的块茎。

别　　名：延胡、玄胡索、元胡索。

处方用名：延胡索、玄胡索、元胡索、酒元胡。

用法用量：常用量 5 ～ 10 克；研末服，每次 1.5 ～ 3 克，用温开水送服。

产地采收

人工栽培，主产于浙江。亦有野生的。在立夏后采挖，除去苗叶和须根，洗净，分开大小，入沸水中烫煮约 3 分钟，见内外变黄时捞起晒干贮存。以个大、饱满、质坚、色黄、内色黄亮者为佳。

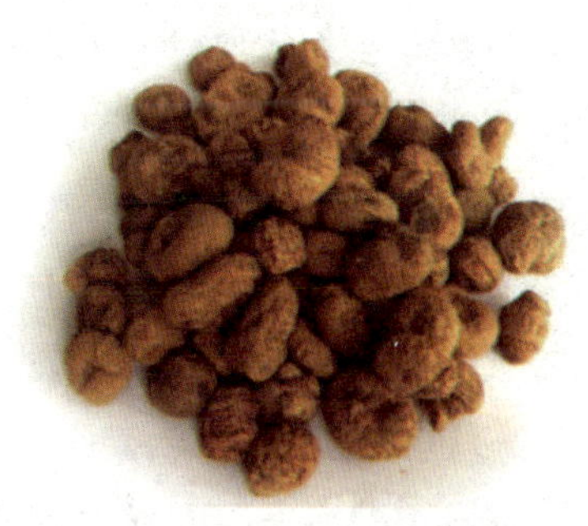

炮制研究

延胡索有切制和醋制。醋制可加强止痛之功。

性味归经

辛，苦，温。归心、肝、胃经。

功能主治

活血，行气，止痛。治心腹腰膝诸痛，月经不调，崩中，产后血晕，恶露不尽，跌打损伤。

现代研究

本品含有多种生物碱，有延胡索甲素、乙素、丙素、去氢延胡索甲素、左旋掌叶防己碱等。本品的多种制剂均有明显镇痛作用，尤以醇提浸膏、醋制流浸膏及散剂作用最为明显。还有镇静催眠作用及抗溃疡作用。此外，延胡索可增加心脏冠脉流量，对心肌梗死有一定的保护作用，有抗心律失常、降低血压、降血脂作用。

◎ 常用单方 ◎

延胡索适量

【用法】取上药，研为细粉。每次 5 ~ 10 克，每天 3 次，用开水冲服。房颤病人在复律期间可服用 12 克，每天 3 次，疗程 4 ~ 8 周。

【功能主治】抗心律失常。主治心律失常。症见胸闷不适、心悸心慌、脉律不齐。

【疗效】应用本方治疗多种心律失常 48 例（包括房性早搏、阵发性房颤和阵发性室上性心动过速），显效 15 例，明显好转 7 例，好转 4 例，无效 22 例，总有效率为 84%。其中持续性房颤 17 例有 6 例转为窦性心律。一般起效时间为 1 ~ 10 天。

【来源】《北京医学》（1984）

05 郁金

来　　源：本品为姜科植物温郁金、姜黄、广西莪术或蓬莪术的干燥块根。

别　　名：玉金。

处方用名：广郁金、川郁金。

用法用量：常用量 3 ~ 12 克，水煎服。

产地采收

以产于浙江温州地区的温郁金（黑郁金）最为有名。以个大、外皮少皱缩、断面灰黑色为佳。另有主产于四川的黄郁金，以个大、肥满，外皮皱纹细、断面橙黄色为佳。秋冬两季植株枯萎时采挖，摘取块根，除去须根，洗净泥土，入沸水中煮透，取出，晒干，阴凉干燥处贮存。

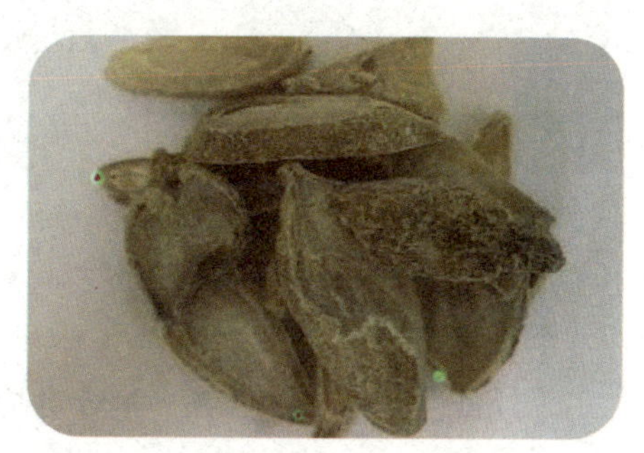

炮制研究

洗净，润透，切薄片，干燥；或洗净，干燥，打碎。

性味归经

辛、苦，寒。归肝、心、肺经。

功能主治

行气化瘀，清心解郁，利胆退黄。用于经闭痛经，胸腹胀痛、刺痛，热病神昏，癫痫发狂，黄疸尿赤。

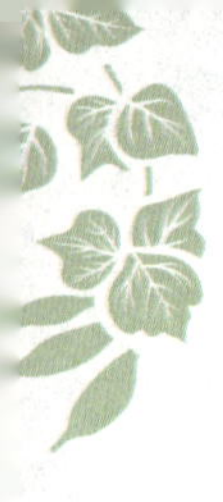

注意事项：阴虚失血及无气滞血瘀者忌服。孕妇慎服。《十九畏歌诀》："丁香莫与郁金见"，可供使用时参考。

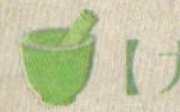

现代研究

本品主含挥发油。具有免疫抑制和中枢抑制作用。郁金油能有效地防止自由基对心肌的损伤。还能防治中毒性肝损伤。温郁金水煎剂和煎剂酒精沉淀物水溶液，对早期妊娠均有显著的终止作用。此外，郁金水浸剂对多种致病真菌有抑制作用。

常用单方

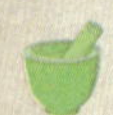

【方一】

郁金适量

【用法】 取上药，研为细粉。每次 5 克，每天 3 次，口服，连服 1 个月以上。

【功能主治】 行气止痛、护肝退黄。主治病毒性肝炎。症见胁肋疼痛、食欲不振、身目发黄、小便黄赤、肝脾肿大、转氨酶升高等。

【疗效】 应用本方治疗 33 例，自觉症状消失 21 例，减轻 11 例，占 99.9%；有明显体征的 26 例，14 例完全消失，9 例减轻，占 88.5%。所有病例在治疗后转氨酶都有明显好转。

【来源】 《江西中医药》（1960）

【方二】

郁金适量

【用法】 每次取上药 9 克，红枣 3 枚，冰片 3 克。先煎红枣去核，与郁金、冰片共捣成泥状。左侧乳痈塞右鼻孔，右侧乳痈则塞左鼻孔，每天 1 次，每次用 1/4 量，一般用药 2 次即愈。

【功能主治】 行气活血、清热消肿。主治急性乳腺炎。

【疗效】应用本方治疗 70 例，有效率为 96%。

【来源】《江苏中医杂志》（1982）

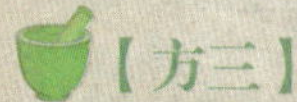
【方三】

川郁金适量

【用法】取上药，研为细粉，或制成片剂。口服，开始服 5 ~ 10 克，每天 3 次。如无不适反应，可加大到 10 ~ 15 克，每天 3 次。3 个月为 1 个疗程。

【功能主治】宁心安神。主治早搏。症见心悸心慌、胸闷烦懊、脉律不齐等。

【疗效】应用本方治疗 56 例，其中室性早搏 52 例，有效 34 例；交界性早搏 2 例，有效 1 例；房性早搏 2 例，均无效。

【来源】《北京中医》（1984）

06 丹参

来　　源：为唇形科多年生草本植物丹参的根。

别　　名：紫丹参、赤丹参、血丹参。

处方用名：丹参、酒炒丹参、炒丹参、丹参炭。

用法用量：常用量 5 ~ 30 克，水煎服。

产地采收

全国大部分地区均有生产。主产于河北、安徽、江苏、四川等地。秋季采挖，除去茎叶，洗净泥土，润透后切片，晒干。以条粗、内紫黑色、有菊花状白点者为佳。

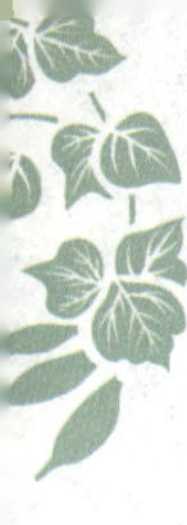

炮制研究

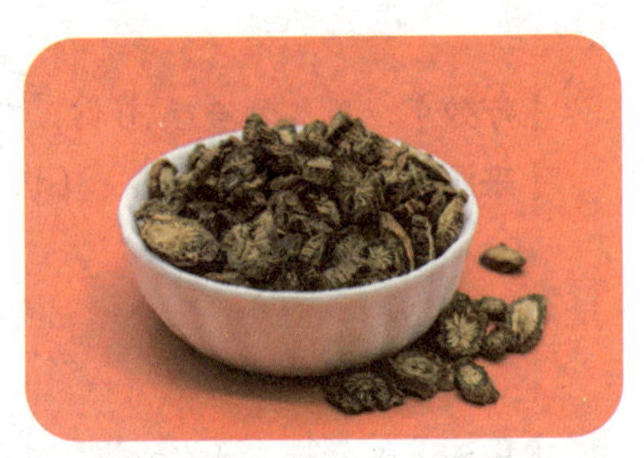

丹参有生用或酒炒用。酒炒可增强活血之功。

性味归经

苦，微寒。归心、心包、肝经。

功能主治

活血祛瘀，凉血消痈，养血安神。用于妇女月经不调、血滞经闭、产后瘀滞腹痛、心腹疼痛、癥瘕积聚以及肢体疼痛等证，还可治疗疮疡痈肿、热病烦躁昏迷、杂病心悸失眠等。

注意事项：本品不宜与藜芦同用。

现代研究

丹参含有丹参酮、隐丹参酮、丹参醌等。具有减慢心律、降低血压、增加心脏冠脉血流量、降低血脂、抗凝血、抗炎、抗自由基等作用。此外，丹参煎剂对肝损伤有保护作用。丹参注射液有镇痛及中枢抑制作用，还能促进组织愈合。

常用单方

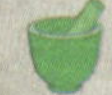【方一】

丹参适量

【用法】取上药，晒干后切片，加水煎煮取汁2次，过滤，滤液合并煎成30%～50%的煎剂，临用时酌加糖浆。每次服30～50毫升，每天2～3次，连服2～3个月。

【功能主治】活血化瘀、软坚散结。主治晚期血吸虫病所致肝脾肿大。

【疗效】应用本方治疗43例，肝肿缩小者占44.4%，变软者为55.5%；脾肿大缩小者占48.8%，变软者为53.6%，且对肝功能也有改善。

【来源】《中华医学杂志》（1958）

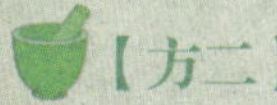

【方二】

丹参1 000克

【用法】取上药30克，水煎。每天1剂，早晚分2次口服，30天为1个疗程。

【功能主治】补心安神。主治神经衰弱。症见失眠多梦、健忘怔忡、惊悸心慌等。

【疗效】应用本方治疗100例，治愈25例，显效50例，有效25例，总有效率为100%。

【来源】《山西医药杂志》（1988）

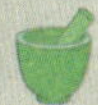

【方三】

白花丹参适量

【用法】取上药，晒干，碎为细末，加入55度白酒浸泡15天，配制成5%～10%的白花丹参酒。每次饮服20～30毫升，每天3次。如病情严重、疼痛剧烈者，而且又会饮酒者，每次可服50毫升，每天2～3次，或顿服药酒至醉为度。

【功能主治】活血通脉。主治血栓闭塞性脉管炎。症见下肢肢端疼痛，足趾持续变冷，皮肤苍白或青紫，天寒时尤其明显，足背动脉搏动减弱甚或消失，有间歇性跛行史等。

【疗效】应用本方治疗34例，临床治愈15例，显效9例，好转3例，无效7例，总有效率为90.2%。

【来源】《中药大辞典》

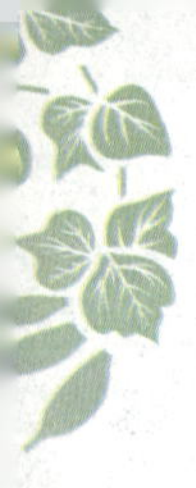

07 益母草

来　　源：本品为唇形科一年生或二年生草本植物益母草的全草。

别　　名：坤草、茺蔚、野麻、九塔花、山麻、红花艾、益母蒿。

处方用名：益母草、坤草。

用法用量：常用量 10 ~ 30 克。外用适量，取鲜品洗净，捣烂外敷。

产地采收

全国大部分地区均有出产，通常在 5—6 月花期采收，割取全草，晒干。以茎细、质嫩、色绿、无杂质者为佳。

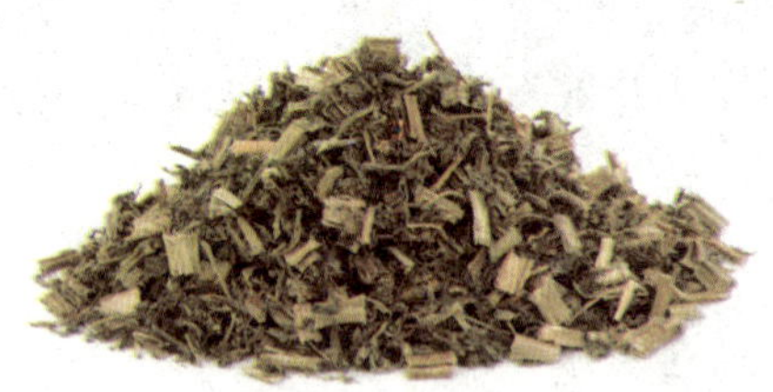

炮制研究

切段晒干或熬膏用。

性味归经

辛、苦、微寒。归肝、心、膀胱经。

功能主治

活血祛瘀，利尿消肿。用于妇女血脉阻滞之月经不调、经行不畅、小腹胀痛、经闭、产后瘀阻腹痛、恶露不尽，以及跌打损伤、瘀血作痛等证，还可用于小便不利、水肿。本品又能清热解毒，适用于疮痈肿毒、皮肤痒疹，可同时内服外用。

注意事项：如血气虚寒者及孕妇慎用。

毒副作用

益母草大剂量水煎服会造成不同程度的肾脏形态学改变。

现代研究

本品含有益母草碱，还含有水苏碱、亚麻酸、油酸、月桂酸、苯甲酸、芸香酸及延胡索酸等。具有兴奋子宫、抗着床、抗早孕的作用。能强心，增加冠脉血流量和心肌营养血流量的作用，还能减慢心律。并能扩张血管，显示一定的降血压作用。对血小板聚集、血栓形成、纤维蛋白血栓形成以及红细胞的聚集性均有抑制作用。此外，能改善肾功能，有一定的利尿作用。

常用单方

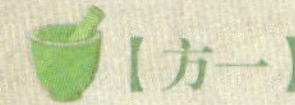

【方一】

益母草 15～20 克

【用法】取上药，水煎。每天 1 剂，连服 1 周。

【功能主治】活血调经、祛瘀生新。主治月经不调，产后子宫出血、子宫复旧不全、月经过多等。

【疗效】应用本方治疗产后子宫复旧不全有较好的疗效。

【来源】《中华妇产科杂志》（1956）

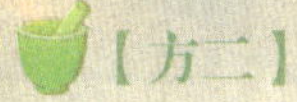

【方二】

益母草干品 90～120 克（鲜品加倍）

【用法】取上药，加水 700 毫升，文火煎至 300 毫升，去渣。每天分 2 ~ 3 次温服。

【功能主治】利水消肿。主治急性肾炎。

【疗效】应用本方治疗 80 例，除 9 例兼用抗生素外，皆单用本方治愈。

【来源】《中医杂志》（1966）

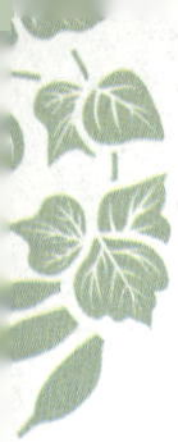

【方三】

益母草干品 15 克（鲜品 30 克）

【用法】取上药，准备下蛋的黄雌鸡 1 只，重约 1 千克。宰杀后去其内脏洗净，将切好的益母草加少许盐、姜和米酒调味，放入鸡腹内，然后把整只鸡置于有盖的大碗内，加少量清水盖好，再放入大锅内隔水用文火炖至熟烂。晚上连鸡肉、药、汤一起吃，吃不完次日晚上再吃。一般服 1 ~ 2 只即可怀孕。

【功能主治】调经嗣育。主治妇女不孕症。

【疗效】应用本方治疗 4 例，全部获效。

【来源】《广西中医药》（1993）

鸡血藤

来　　源：本品为豆科植物密花豆的干燥藤茎。

别　　名：血风藤。

处方用名：鸡血藤。

用法用量：常用量 9 ~ 15 克，水煎服。

产地采收

鸡血藤产于广西、广东、江西、云南等地。秋季割取藤茎晒干。产于两广地区的鸡血藤以条匀、断面有赤褐色层圈、有渗出物者为佳；产于云南、江西等地的鸡血藤以外皮灰褐色、内肉淡棕黄色、无层圈者为佳。

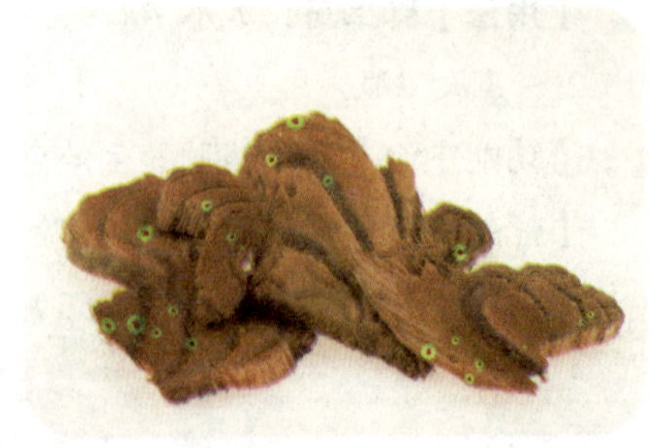

炮制研究

鸡血藤有润透切片生用和熬膏用。鸡血藤膏功用与鸡血藤相同，而补血的作用较佳。

性味归经

苦、甘，温。归肝、肾经。

功能主治

补血，活血，通络。用于月经不调，血虚萎黄，麻木瘫痪，风湿痹痛。

现代研究

本品主要含有异黄酮类、三萜及甾体等类型的化合物。具有增加动脉血流量、降低血管阻力、抑制血小板聚集和升高白细胞的作用。并能降脂和对抗动脉粥样硬化。此外，尚有一定的镇静催眠作用。

常用单方

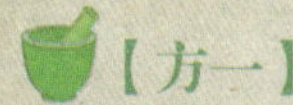

鸡血藤浆

【用法】取上药 10 毫升，每天 3 次，口服，儿童酌减。

【功能主治】补血升白。主治放射线引起的白细胞减少症。

【疗效】应用本方治疗 30 例，疗效满意。一般用药第 3 天起白细胞即有明显上升，中性粒细胞、红细胞、血红蛋白也略有增高。

【来源】《上海中医药杂志》（1965）

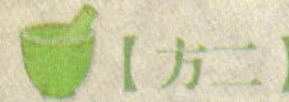

鸡血藤 60～90 克

【用法】取上药，加水煎煮 2 次，每次 30 分钟。分 2 次口服，早晚各 1 次。

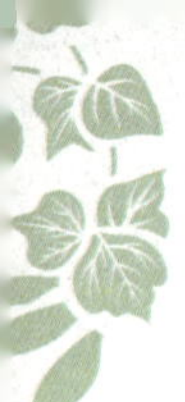

【功能主治】活血消肿。主治急性乳腺炎早期。

【疗效】应用本方治疗24例，治愈21例，好转2例，无效1例。

【来源】《中医杂志》（1984）

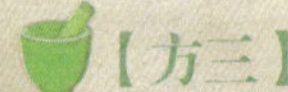

【方三】

鸡血藤50克

【用法】取上药水煎服，每天1次。

【功能主治】养心血，安心神。主治血虚失眠。

【疗效】应用本方治疗，半月后睡眠改善。

【来源】《新中医》（2002）

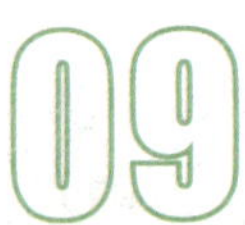

09 桃仁

来　　源：本品为蔷薇科植物桃或山桃的干燥成熟种子。

别　　名：毛桃仁、扁桃仁、大桃仁。

处方用名：桃仁、炒桃仁。

用法用量：常用量6～9克，水煎服，或入丸散剂。外用适量，捣敷或制膏用。

产地采收

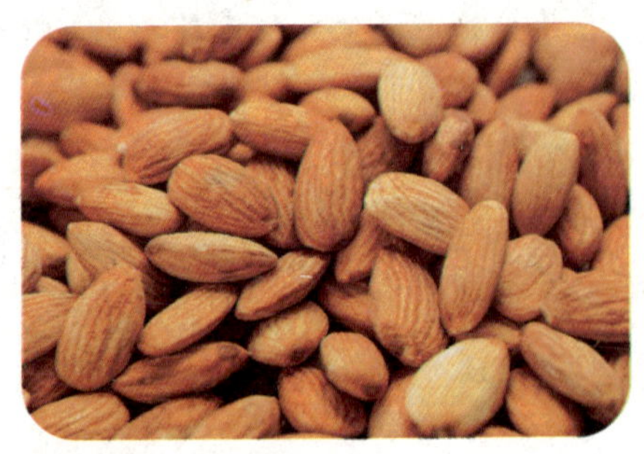

全国各地均有栽培。果实成熟后收集果核，除去果肉及核壳，取出种子，晒干。以颗粒饱满、整齐、不破碎为佳。

炮制研究

桃仁有生用、炒用。用时捣碎。

性味归经

苦、甘，平。归心、肝、大肠经。

功能主治

活血祛瘀，润肠通便。本品祛瘀之力较强，用于瘀血阻滞所致的多种病症。用治血瘀经闭、痛经等，常与红花、川芎、当归等配伍；治疗跌打损伤之瘀血作痛，可与红花、酒大黄、川芎等同用；治疗肠痈、肺痈初起属热郁瘀滞者，常配大黄、牡丹皮或苇茎，冬瓜仁等同用。用于肠燥便秘，常配伍火麻仁、瓜蒌仁等同用。

注意事项：孕妇慎用，如大量服用能引起中毒。

毒副作用

桃仁中含苦杏仁苷，在胃中苦杏仁苷酶的作用下水解，释放出毒性极大的氢氰酸（HCN），大量HCN对中枢先兴奋后抑制，引起惊厥，然后麻痹，并抑制细胞呼吸系统，抑制细胞氧化反应，出现组织窒息，最终因呼吸麻痹而死亡。

现代研究

桃仁含有苦杏仁苷、苦杏仁酶、挥发油、脂肪油等。具有改善血液流变性、增加脑血流量、降低血管阻力、抗凝血等作用，对改善肝脏表面局部微循环也有一定作用。所含脂肪油能润滑肠道，利于通便。还有一定的镇咳祛痰作用。此外，尚有抗炎、抗菌、镇痛、抗过敏等作用。

常用单方

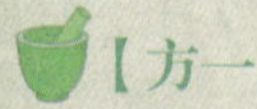

【方一】

桃仁 20 克

【用法】取上药研细末；在锅内炼猪大油，取汁 20 毫升，趁热纳桃仁细末，搅匀，放冷成膏，用时涂患处，每天 3 次。

【功能主治】活血润肤。主治唇风。主治好发于春、秋季，儿科多见，临床表现为唇部红肿、痒痛、干燥，日久干裂流水等。

【疗效】应用本法治疗 20 例，治愈 17 例，平均用药 3 天即愈。

【来源】《中医外治杂志》（2001）

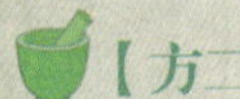

【方二】

生桃仁 30 粒

【用法】取上药捣成泥状，香油拌匀，外敷患处，每天换药一次，连用 7 天。

【功能主治】活血消肿解毒。主治身体表面无名肿毒。

【疗效】本法疗效好，此外，桃仁配马齿苋共捣成泥状，外敷患处，可治带状疱疹。

【来源】《新中医》（2002）

10 红花

来　　源：本品为菊科二年生草本植物红花的筒状花冠。

别　　名：红蓝花、杜红花、散红花、草红花、本红花。

处方用名：红花。

用法用量：常用量 3 ~ 9 克，水煎服。

产地采收

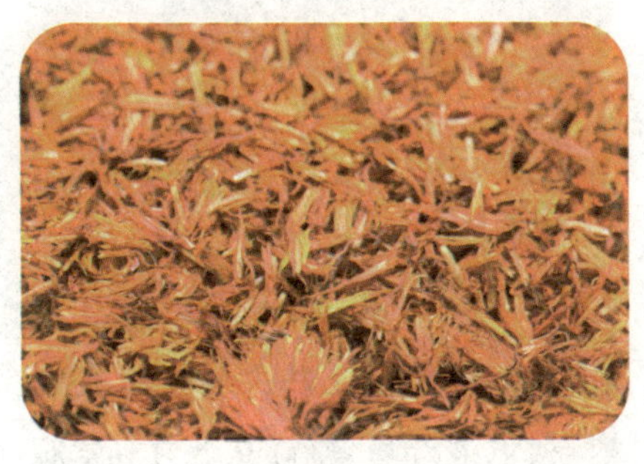

红花产于河南、湖北、四川、云南、浙江等地，均为栽培。夏季开花，当花色由黄转为鲜红时采摘，阴干。以花片长、色鲜红、质柔软者为佳。

炮制研究

生用。

性味归经

辛，温。归心、肝经。

功能主治

活血通经，通经止痛。本品活血祛瘀之功甚佳，古代多用于妇科、外科血瘀病症，近年广泛用于临床各科多种瘀血阻滞或血行不畅之证，常与桃仁相须配伍使用。用治血瘀经闭、痛经、产后瘀阻腹痛、癥瘕积聚、跌打损伤瘀痛等证，常与桃仁、当归、川芎、赤芍、地黄同用，即桃红四物汤；治疗热郁血滞之斑疹，可与当归、紫草、大青叶等配伍，如当归红花饮；治疗胸痹心痛，可与丹参、川芎等同用；治疗脱疽证属气滞血瘀者，常与桃仁、当归、乳香、没药同用。

注意事项：月经过多、有出血倾向者不宜用，孕妇忌用。

毒副作用

动物实验观察到大剂量红花煎剂可导致早孕大鼠流产率显著升高。

现代研究

红花含有红花黄色素和红花苷。具有兴奋子宫、降血压、兴奋心脏、增加冠脉血流量和心肌营养性血流量的作用。此外，有一定的抗心律失常作用，能抑制血小板聚集和增强纤维蛋白溶解，还有免疫抑制作用和镇痛、镇静和抗惊厥作用。

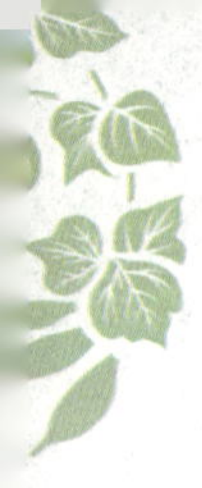

◎ 常用单方 ◎

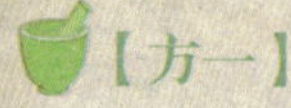

【方一】

红花 60 克

【用法】取上药，加大枣 12 枚以及水 300 毫升，煎至 150 毫升，过滤取液加蜂蜜 60 克调匀。空腹温取，吃枣，每天 1 次，连服 20 剂。

【功能主治】活血生肌愈疡。主治十二指肠球部溃疡。

【疗效】应用本方治疗 12 例，均获近期治愈。

【来源】《山东中医杂志》（1985）

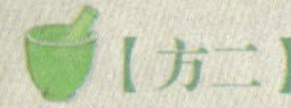

【方二】

藏红花 2 克

【用法】取上药，加入猪瘦肉 50 ~ 100 克中，再加白糖适量蒸熟。口服，隔天 1 次。

【功能主治】活血消斑。主治离心型环形红斑。症见双膝关节处、胸前部及双前臂犹如银圆及钱币大小不等的淡红色斑疹。

【疗效】应用本方治疗 22 例，分别于用药 75 天和 86 天后治愈。

【来源】《湖南中医杂志》（1985）

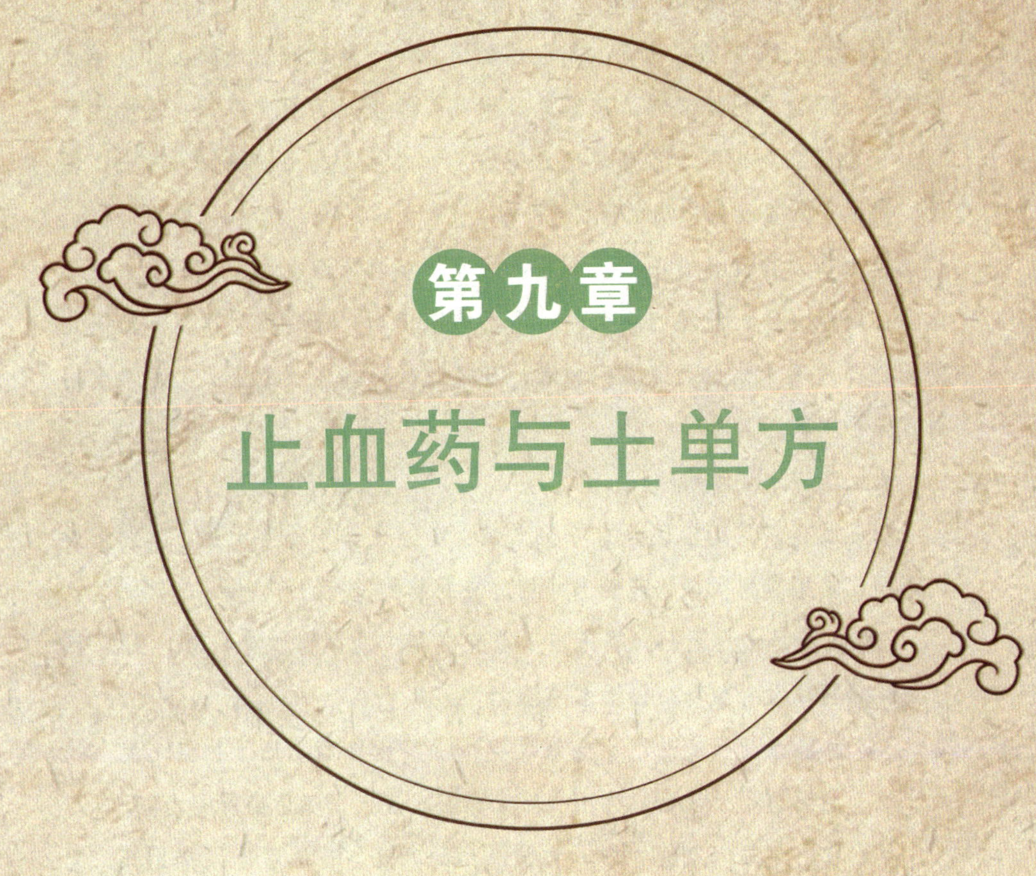

第九章

止血药与土单方

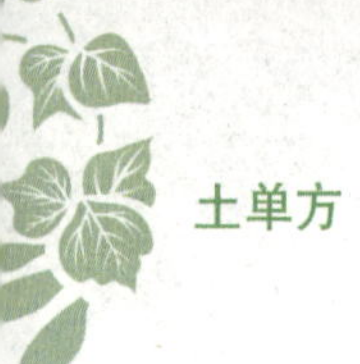

凡功能制止体内外出血的药物，称为止血药。

血液为人体重要的物质，凡出血之证，如不及时有效地制止，致使血液耗损，则造成机体衰弱，甚至危及生命，故止血药的应用具有重要的意义。止血药主要适用于各部位出血病症，如咯血、衄血、吐血、尿血、便血、崩漏、紫癜及创伤出血等。

止血药的药性各有不同，如药性寒凉，功能凉血止血，适用于血热之出血；药性温热，能温经止血，适用于虚寒出血；兼有化瘀作用，功能化瘀止血，适用于出血而兼有瘀血者；药性收敛，功能收敛止血，可用于出血日久不止等。

止血药应用注意事项：

1.止血药以其药性区分有凉血止血、温经止血、化瘀止血、收敛止血之不同，临床应用须根据药性选择相适应的药物进行治疗。

2.止血药是治标之品，临床应用需配合相应的药物如清热药、温热药、活血化瘀药以及补益药，以标本兼治之。

3.凉血止血药一般忌用于虚寒之症，温经止血药忌用于热盛之症，收敛止血药主要适用于出血日久不止而无邪瘀之症，以免留瘀留邪之弊。

4.大量出血每有气随血脱、亡阳、亡阴之症，首应考虑大补元气、急救回阳，以免贻误病机。

5.止血药用量与用法各自不同，有需炒炭者（艾叶），有不需炒者（三七），有主要用于汤剂者（蒲黄），有直接研粉吞服者（白及），有需用量较大者（仙鹤草），当各随药性用之。

01 大蓟

来　　源：大蓟为菊科多年生草本植物大蓟的全草或根。

别　　名：马蓟、虎蓟、刺蓟。

处方用名：大蓟草、大蓟。

用法用量：常用量为 10 ~ 15 克，鲜草可用 30 ~ 60 克。

产地采收

全国大部分地区均产，多为野生品。地上部分以色灰绿，无杂质者为佳；根以粗壮无须根芦头者为佳。贮藏宜放箱内或其他容器内，置通风干燥处，防霉蛀。夏、秋季花期时割取全草，秋末挖取根部，晒干。

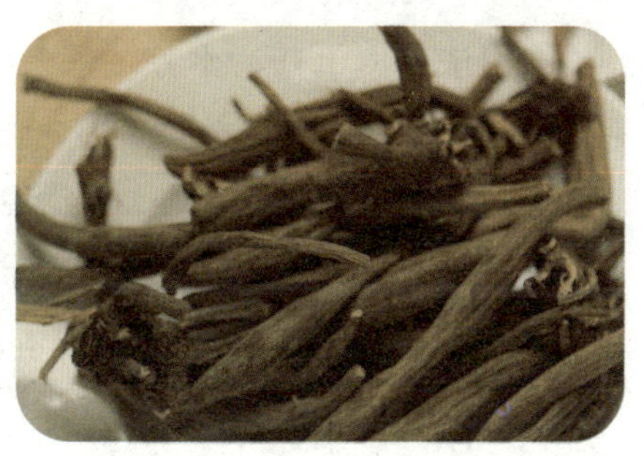

炮制研究

洗净，晒干，切碎用。

性味归经

味甘，性凉。主归肝、脾经。

功能主治

有凉血止血、散瘀消痈的作用。主治血热妄行之吐血、咯血、衄血、便血、尿血、血淋、崩漏，以及痈肿疮疡、肠痈、肺痈等。水煎服，常用量为 5～10 克，鲜品 30～60 克，止血多炒炭用。外用适量，捣敷，或绞汁涂搽。

使用注意：因其性寒凉，凡脾胃虚寒、胃弱食少便溏者或无瘀滞者慎用。

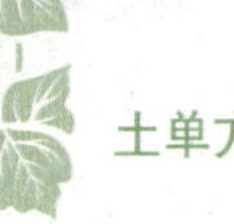

现代研究

现代研究表明，大蓟主含蓟素、芸香苷、菊糖、豆甾醇、β-谷甾醇、木犀草素-7-葡萄糖苷等。其水煎液能使凝血时间明显缩短而具有止血作用。此外，还有降压、抑菌、抗病毒等作用。

◎ 常用单方 ◎

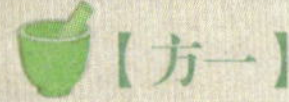

【方一】

干大蓟根 100 克

【用法】取上药，水煎。每天 1 剂，分 2 次口服，连服 3 个月为 1 个疗程。如每剂中加瘦猪肉 30 ~ 60 克，或猪肺 30 克同煎更好。有效而未愈者可继续连服 2 个疗程。

【功能主治】杀虫治痨。主治肺结核。

【疗效】据萧天仁报道，应用本方治疗 26 例，痊愈 4 例，好转 17 例，无效 5 例，总有效率为 80.8%。

【来源】《浙江中医杂志》（1987）

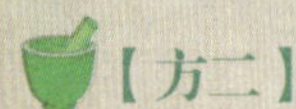

【方二】

大蓟干根适量

【用法】取上药，加水浸泡约半小时，煎煮 3 次，每次煮沸半小时，滤液合并浓缩成每 100 毫升相当于生药 15 克的煎剂。每天早晚各服 1 次，每次 100 毫升。或用大蓟干燥根 1 000 克，按常法煎煮 3 次，待煎煮液浓缩至浸膏状，加入 20% ~ 30% 干淀粉，干燥后，磨粉过 100 目筛，制颗粒压片，每片重 0.65 克。口服，每天 3 次，每次 4 片。

【功能主治】降血压、止血。主治高血压和各种出血症。

【疗效】据原南京药学院屠钧德等报道，应用本方治疗 72 例，显效 17 例，有效 45 例，无效 10 例，总有效率为 86.1%。

【来源】《中成药研究》（1982）

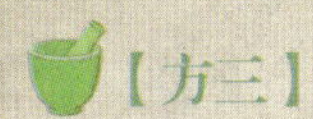【方三】

大蓟根 30 克

【用法】水煎服，每天 2 次。

【功能主治】利湿化浊。主治乳糜尿。

【来源】《浙江民间常用草药》

02 小蓟

来　　源：小蓟为菊科多年生草本植物刺儿菜的地上部分。

别　　名：猫蓟。

处方用名：小蓟、小蓟炭。

用法用量：水煎服，常用量为 5 ~ 10 克，鲜品用 30 ~ 60 克。外用适量，捣敷。

产地采收

夏季花期采割地上部分，洗净，晒干。

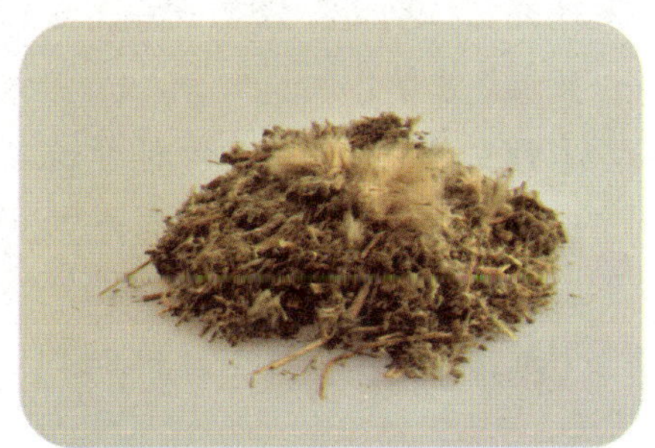

炮制研究

生用凉血止血、解毒消痈效果好，炒炭用止血力强。

性味归经

甘凉，入心、肝经。

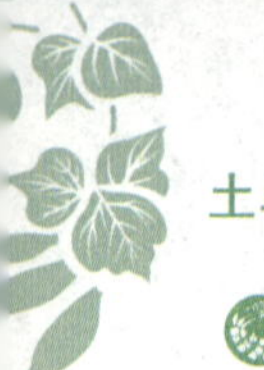

功能主治

凉血止血，消散痈肿，利尿。用于尿血、崩漏、咯血，鼻衄、血淋、疮痈、湿热黄疸、肾炎、高血压。脾胃虚寒者慎用。

现代研究

现代研究表明，小蓟含有芸香苷、原儿茶酸、咖啡酸、绿原酸、胆碱、蒲公英甾醇等。其10%的浸剂可使出血时间明显缩短。水煎剂对溶血性链球菌、肺炎链球菌、白喉棒状杆菌及人型结核分枝杆菌有一定抑制作用。此外，其煎剂对肠平滑肌有抑制作用，对中毒性肝炎有预防及治疗作用。

常用单方

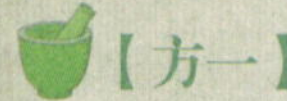

【方一】

小蓟干根30克（或鲜根60克）

【用法】取上药水煎0.5～1小时，过滤，加糖。睡前顿服。小儿1～3岁、4～6岁及7～12岁分别服成人的1/4、1/3及1/2量，乳儿不用。20～30天为1个疗程。部分病程较短的病例以7～10天为1个疗程。

【功能主治】清热解毒。主治病毒性肝炎无严重肝功能不良及恶性肝炎之征象者。症见头晕、倦怠、失眠、肝区疼痛、肝脏肿大、肝功能异常等。

【疗效】据中国医学科学院陕西分院报道，应用本方治疗221例，急性肝炎的有效率为77.9%，慢性迁延型肝炎的有效率为42.8%～60%。

【来源】《医学科学参考资料》（1962）

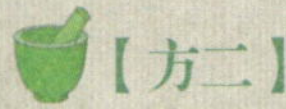

【方二】

小蓟全草适量

【用法】取上药，洗净晒干。每次用50克，加水煎煮2次，合并药液，浓缩成100毫升。成人每次服50毫升，小儿酌减，隔天1剂，共服3剂。

【功能主治】预防菌痢。主治细菌性痢疾。

【疗效】据北京大兴区卫生防疫站报道，从与细菌性痢疾病人接触之日起2～3天内服用本方，通过观察99人，均无发病，其疗效优于服用痢特灵者。

【来源】《新医学》（1974）

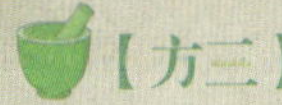

【方三】

鲜小蓟 120 克

【用法】取上药，与精猪肉120克共煮，待肉烂，去渣。吃肉喝汤，3～5天吃1次，连用3～5次。

【功能主治】清热平喘。主治哮喘。症见哮喘时发、发时声如曳锯、头上汗出、口干作渴等属热哮者。

【疗效】据孙秉华报道，应用本方治疗本病确有疗效。

【来源】《江苏中医》（1982）

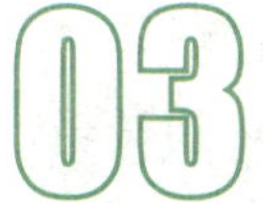

03 地榆

来　　源：地榆为蔷薇科多年生草本植物地榆的根。

别　　名：山红枣根、枣儿红、赤地榆。

处方用名：地榆炭（炒至外黑内呈老黄色为度，用以止血）、生地榆（研末，外用可治烫伤）。

用法用量：3～10克，煎服。外用适量。

产地采收

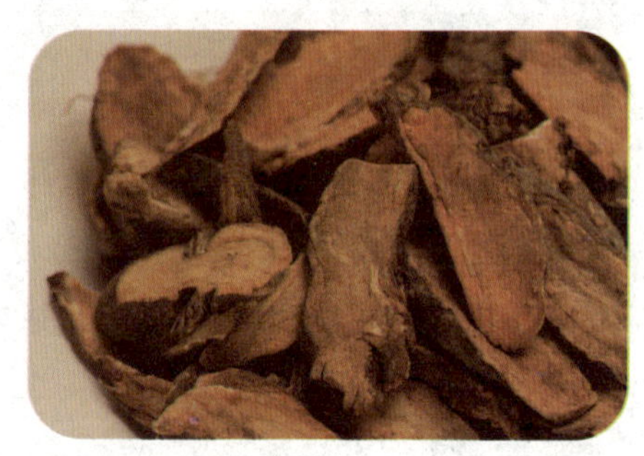

我国大部分地区均产。以浙江、江苏、山东、安徽、河北等地最多。以条粗、质坚、断面粉红色者为佳。贮藏宜放木箱内或其他容器内，置通风干燥处，防霉。

炮制研究

生用凉血清热，炒炭用止血力强。

性味归经

苦、酸，微寒。入大肠经。

功能主治

有凉血止血、清热解毒、收涩敛疮的功效。主治便血、血痢、痔疮出血、崩漏、吐血、衄血、咯血、热毒疮痈、水火烫伤、湿疹、阴痒等。

1. 用于便血、血痢、痔疮出血、尿血、崩漏等症。地榆凉血止血，善于治下部出血的病症，尤其对痔血、便血等症为常用之品，往往与槐花等药配合应用。

2. 用丁烫伤、皮肤溃烂、流脂水、疼痛等症。地榆泻火毒并有收敛作用，烫伤后，取生地榆研极细末，麻油调敷，可使脂水减少，疼痛减轻，愈合加速，为治烫伤要药。

本品酸涩性凉，虚寒性出血及出血挟瘀者均应慎用。禁用于大面积烧烫伤患者，以免引起药物性肝炎。

现代研究

现代研究表明，地榆含有鞣质约17%、三萜皂苷2.5%～4%。生地榆、地榆水提物、地榆炭、地榆制剂都可止血。地榆对大肠埃希菌、志贺菌属、伤寒杆菌等多种细菌均有抑制作用。地榆水提取剂有抗炎和促进伤口早期愈合的作用。此外，地榆还有镇吐、治烫伤和抗癌作用。

常用单方

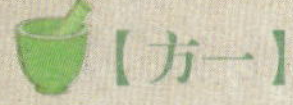

【方一】

地榆 75 克

【用法】取上药水煎浓缩至 200 毫升。每次服 10 毫升，每天 3 次。

【功能主治】凉血止血。主治胃、十二指肠溃疡出血。

【疗效】据孙绍武报道，应用本方治疗 20 例，其中胃溃疡出血者 11 例，十二指肠出血者 6 例，胃及十二指肠出血者 2 例，胃溃疡疑似癌变出血者 1 例，服药最短 3 天，最长 29 天，全部病人均见效，大便由柏油色逐渐变褐，直至黄色。大便潜血试验阴转天数为 3 ~ 29 天，一般 5 ~ 15 天。

【来源】《中华内科杂志》（1960）

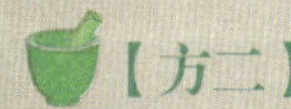

【方二】

地榆干品 3 000 克

【用法】取上药，加水煎煮 2 次，过滤，浓缩至 12 000 毫升。成人每次服 30 毫升（相当于生药 7.5 克），每天 4 次，小儿酌减。

【功能主治】凉血止血。浸润型肺结核、血型播散型肺结核、空洞性肺结核、其他型肺结核、支气管扩张、肺脓肿所致的咯血。

【疗效】据有关报道，应用本方治疗 74 例，有效 72 例，无效 2 例，有效率为 97.3%。服药时不能同服牛奶、鸡蛋等蛋白质类饮食，以免影响有效成分的吸收。同时对原发病灶做相应的治疗。

【来源】《中医杂志》（1984）

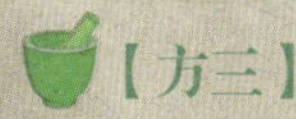

【方三】

地榆适量

【用法】取上药，用火炙焦黄，研为细末，过80目筛。取凡士林适量，熔化，待冷却至将凝时加入药粉，调匀，配成30%的药膏，外敷患部。敷药膏前根据皮损情况，先用油类擦洗或用1∶8 000高锰酸钾溶液湿敷。

【功能主治】清热燥湿、止痒收敛。主治各型湿疹（包括儿童湿疹）及湿疹样皮炎。

【疗效】据汪心怡等报道，应用本方治疗湿疹、皮炎、足癣、瘙痒症等各种皮肤病109例，治愈47例，显效及有效50例，无效12例，总有效率为89%。

【来源】《中华皮肤科杂志》（1963）

04 苎麻根

来　　源：苎麻根为荨麻科多年生草本植物苎麻的根和根茎。

别　　名：苎麻头。

处方用名：苎麻根。

用法用量：6 ~ 10克，煎服。外用适量，鲜品捣烂敷患处。

产地采收

主产于山东、江苏等省。冬、春季采挖，洗净泥土，除去芦头及须根，晒干。

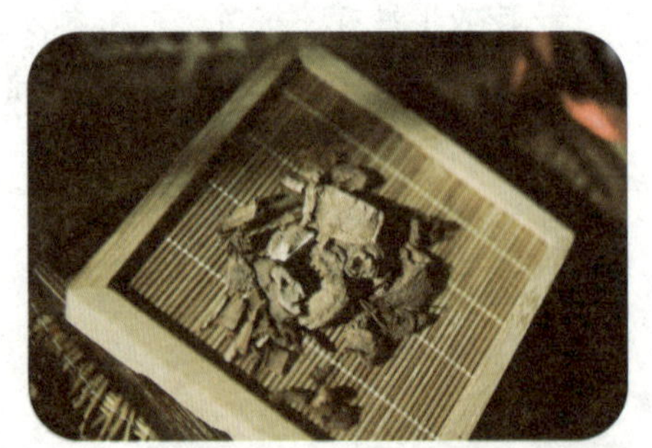

炮制研究

生用凉血解毒，炒用止血安胎。

性味归经

味甘，性寒。归肝、心、脾经。

功能主治

凉血止血、安胎、清热解毒、利尿。主治血热妄行所致的崩漏、胎漏下血、吐血、尿血、血淋、便血，以及胎动不安、湿热淋证、癃闭、热毒痈肿疮疡、丹毒、蛇虫咬伤等。

使用注意：脾胃虚寒及血分无热者慎服。

现代研究

现代研究表明，本品含有酚类、三萜类、黄酮类、有机酸类、生物碱类等成分。野苎麻的提取物可使创面出血量减少、出血时间缩短。对革兰氏阳性菌和阴性菌均有抑制作用。

◎常用单方◎

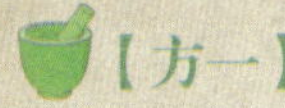

【方一】

苎麻适量

【用法】取上药，加水适量，煎煮2次，合并滤液，浓缩成200%～300%的苎麻根液。每天60～90毫升，分3次口服，至大便潜血试验阴转后1天停药。亦可每天用30～60毫升在胃镜直视下喷射到出血病灶处，或同时用口服法和喷射法治疗。

【功能主治】凉血止血。主治胃、十二指肠溃疡出血。

【疗效】据李良胜等报道，应用本方治疗55例，治愈52例，无效3例，治愈率为94.5%。其中以口服法加喷射法疗效最好，口服法次之，喷射法最差。

【来源】《中西医结合杂志》（1986）

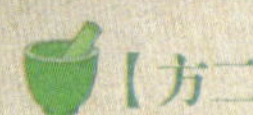

【方二】

新鲜苎麻根适量

【用法】取上药，洗净，捣烂取汁。不时地搽抹患部，肿到什么部位搽到什么部位。如果伤势严重，肿痛特别厉害者，擦完后再将捣烂的苎麻叶包扎在伤口处，至肿痛消失为止。

【功能主治】解毒消肿。主治蜈蚣咬伤。

【疗效】据报道，应用本方治疗10多例，一般用药后2～3小时内肿痛消失。

【来源】《上海中医药杂志》（1982）

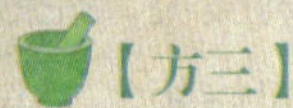

【方三】

苎麻根30克

【用法】取上药，研成细粉，加醋调成糊状，涂患处，每天3～4次。

【功能主治】清热解毒。主治流行性腮腺炎，症见发热，双侧耳前下方及下颌肿痛。

【疗效】据黄天宝报道，应用本方治疗本病有较好的疗效。

【来源】《福建中医药》（1991）

05 紫珠

来　　源：紫珠为马鞭草科小灌木植物杜虹花或紫珠的叶。

别　　名：紫珠草。

处方用名：止血草。

用法用量：常用量10～15克；研粉服，每次2～3克。外用适量，外洗或敷涂。

产地采收

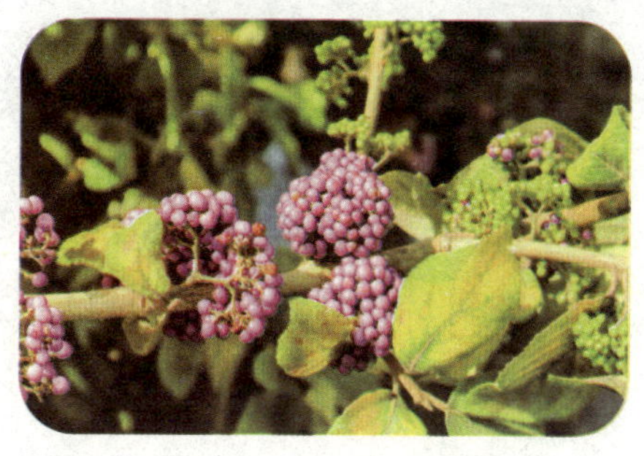

杜虹花主产浙江、福建、江西、广东、广西；大叶紫珠主产广东、广西、贵州、云南；裸花紫珠主产长江流域以南各省区。全年可采，以夏秋采收为好，晒干。

性味归经

苦、涩、凉。入肝、脾经。

功能主治

收敛止血，解毒疗疮。用于肺胃出血及多种外出血、烧伤烫伤、疮痈肿毒等。

使用注意：虚寒出血者慎用。

现代研究

现代研究表明，本品含有紫珠萜品烯酮、熊果酸、木犀草素、甲基山楂酸盐、β-谷甾醇等。能增加血小板，缩短出血时间、血块收缩时间及凝血时间，对纤溶系统具有显著的抑制作用，能呈现良好的止血作用。对多种致病菌有抑制作用，紫珠叶的抑菌作用较其花、根、茎、皮强。

常用单方

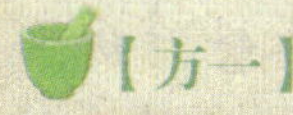

【方一】

紫珠草叶适量

【用法】取上药，研成细粉，经高温烘干后，密封备用。使用时先清洗创面，剪去水疱，撒上紫珠粉，包扎纱布，每天或隔天换药1次，换药时不必将药痂揭去，撒上药粉即可。如创面感染，应将药痂洗去，再撒上新紫珠粉。

【功能主治】清热泻火、解毒敛疮。主治烧伤。

【疗效】据王立刚报道，应用本方治疗20例，浅Ⅱ度者经2～3次换药，2天后痊愈；深度者经3～7次换药，2～5天痊愈。

【来源】《赤脚医生杂志》（1975）

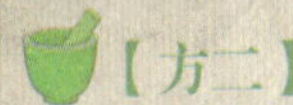

裸花紫珠干叶1 000克

【用法】取上药，加水煮沸1小时后，滤出药液，再煎2次，将3次药液合并浓缩至1 000毫升，冷却过滤，加防腐剂，经100 ℃灭菌30分钟，备用。治大面积烧伤、特殊部位、小儿烧伤，或用纱布贴敷容易脱落的创面，可用喷雾法：将紫珠液（家庭可装入带有喷头的洁净瓶中）直接喷布于创面上，每天2～3次。雾点愈细愈匀，效果愈好。治中小面积烧伤、深Ⅱ度及大水疱破溃创面，或受压部位、四肢关节屈侧、皮肤皱褶处创面及感染化脓的创面，用小纱布贴敷法：取多块3厘米见方（小儿1厘米见方）的灭菌小纱布，在100%紫珠液中充分浸泡后，紧密贴敷于创面上，每天在纱布上滴药液2～3次，以保持纱布湿润。待创面干燥，纱布下无积脓，并紧贴创面即可停止用药。如有积脓，及时清除更换纱布，待创面愈合后，纱布自行脱落，切忌人为撕去。治中小面积烧伤或Ⅲ度创面，用涂布法：将药液直接涂布在创面上，每天2～3次。

【功能主治】清热泻火、解毒敛疮。主治烧伤。

【疗效】据中国人民解放军第162医院报道，应用本方治疗75例，其中轻度37例，中度18例，重度9例，特重度11例，痊愈71例，无效4例，总治愈率为94.7%。

【来源】《中草药通讯》（1972）

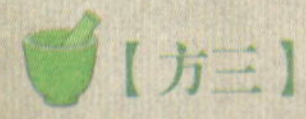

裸花紫珠干叶3 000克

【用法】取上药，加水煮沸1小时后取汁，再煎2次，将3次药液合并浓缩至1 000毫升，用纱布过滤得3∶1水煎液，备用。用时先用生理盐水冲洗创面，将脓性分泌物及坏死组织清除干净，然后取单层纱布，剪成与创面等大为宜，浸湿药液覆盖创面，用胶布固定，每天换药1次。

【功能主治】解毒敛疮。主治化脓性皮肤溃疡。

【疗效】据中国人民解放军第162医院报道，应用本方治疗232例，治愈228例，好转4例，总有效率为100%。

【来源】《中草药通讯》（1972）

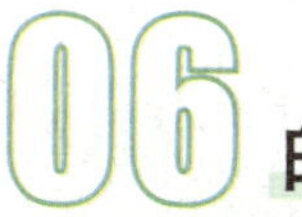

06 白茅根

来　　源：白茅根为禾本科多年生草本植物白茅的根茎。

别　　名：兰根、地筋。

处方用名：白茅根、茅根、鲜茅根、茅根炭。

用法用量：常用量为10～15克，鲜品30～60克，大剂量可用至250～500克，水煎服也可捣汁服。

产地采收

我国多数省区有产，主产华北地区。春季苗未出土或秋后苗枯时采挖，除去地上部分及须根，洗净，晒干。

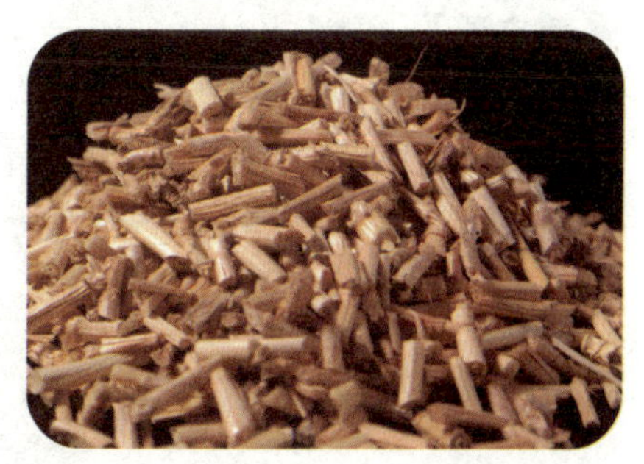

炮制研究

鲜茅根清热生津、凉血止血功力

较干品为佳。炒炭后，可增强其止血作用。

性味归经

甘寒，归肺、胃、膀胱经。

功能主治

凉血止血、清热利尿、生津止渴。主治血热妄行之咯血、衄血、吐血、尿血、血淋，以及水肿、小便不利、热病呕哕、肺热咳喘、湿热黄疸等。

脾胃虚寒，尿多不渴者忌用。

现代研究

现代研究表明，白茅根含有芦竹素、白茅素、草酸、苹果酸、柠檬酸、葡萄糖、蔗糖等。白茅根粉能显著缩短血浆复钙时间而具有止血作用。白茅根水浸液和煎剂有利尿作用，服药5～10天时利尿作用最为明显。其煎剂对志贺菌属有明显抑制作用。此外，白茅根水浸液有降低血管通透性的作用。

常用单方

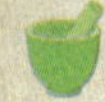【方一】

白茅根60克

【用法】水煎2次，分2次服，每天1剂。

【功能主治】清热利湿退黄。主治病毒性肝炎。

【疗效】据记载，应用本方治疗28例，临床治愈21例，好转7例。

【来源】《中药大辞典》

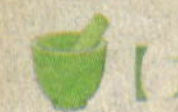【方二】

白茅根干品250克

【用法】取上药，加水500～1 000毫升，水煎至200～400毫升。分早晚2次口服。

【功能主治】利尿降压。主治肾小球肾炎。

【疗效】据梁毅报道，应用本方治疗36例，水肿全消28例，显著消退6例，减轻2例，一般在服药1～4周间出现利尿作用。其中18例急性肾炎血压全部恢复正常，9例慢性肾炎有2例血压恢复正常，7例改善。本方对急性肾炎疗效最好。又据刘加宽报道，取鲜白茅根800克（干品500克）捣烂，水煎至1 000毫升，加白糖20克，10岁以下服150毫升，10～15岁服200毫升，15岁以上服250毫升，每天4次，20天为1个疗程。治疗急性肾炎40例，总有效率达97.5%。

【来源】《云南医药杂志》（1965）；《安徽中医学院学报》（1994）

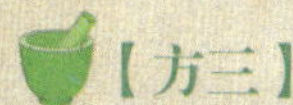【方三】

白茅根100克

【用法】水煎2次。分早晚空腹服用，15天为1个疗程。

【功能主治】凉血止血。主治血尿。

【疗效】据田桂丽等报道，应用本方治疗顽固性血尿100例，其中肾小球性血尿50例，均获良效而血止；非肾小球性血尿50例，仅4例无效。

【来源】《中华肾病杂志》（1992）

槐花

来　　源：槐花为豆科植物槐的花及花蕾。

别　　名：炒槐花、槐花炭。

处方用名：槐蕊、槐米。

用法用量：常用量5～10克水煎服或入丸、散，每次3～5克。外用适量，煎汤熏洗、涂搽、研末敷。

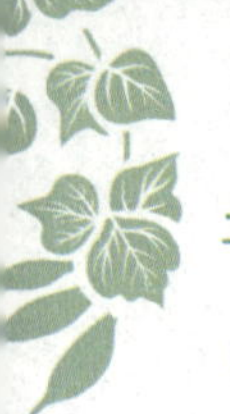

产地采收

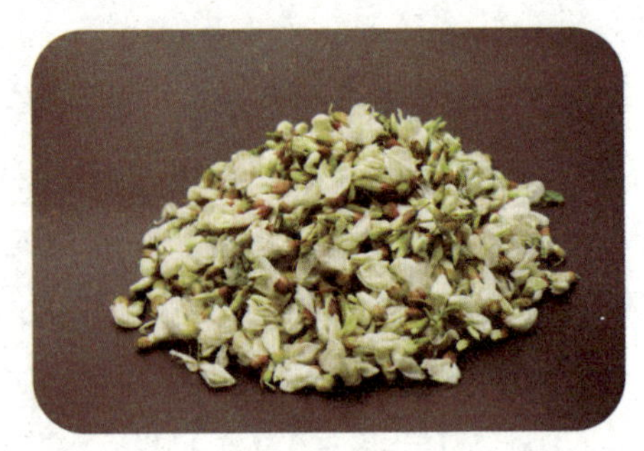

主产于河北、山东、河南、江苏、广东、广西、辽宁等地。以色黄白、整齐、无枝梗者为佳。贮藏宜放箱内或缸甏内，置干燥处，防霉蛀。

炮制研究

止血宜炒炭用，泄热宜生用。

性味归经

味苦，性微寒。主归肝、大肠经。

功能主治

凉血止血、清肝泄热。主治血热妄行之肠风便血、血痢、痔血、吐血、咯血、尿血、衄血、崩漏，肝火上炎之头痛、目赤肿痛等。

使用注意：脾胃虚寒、里无实火者禁用。

现代研究

现代研究表明，槐花含有多量芸香苷，还含蛋白质、氨基酸等。能明显缩短凝血和出血时间，有显著的止血作用。对多种皮肤真菌有不同程度的抑制作用。还有抗炎、降血压、降血脂等作用。

◎ 常用单方 ◎

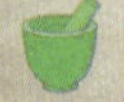【方一】

槐花适量

【用法】取上药2份，另取糯米1份，炒黄研末。每天早晨空腹服10克，服药期间禁止服糖。

【功能主治】清热解毒散结。主治颈淋巴结核。

【疗效】据记载，应用本方治疗30余例，均获痊愈。

【来源】《中药大辞典》

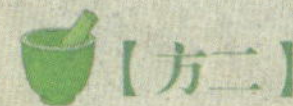

【方二】

槐花适量

【用法】取上药，炒黄，研为细末。每次3克，每天2次，饭后用温开水送服。亦可制成蜜丸，用量用法同。

【功能主治】清热凉血。主治银屑病。

【疗效】据四川省皮肤病防治研究所报道，应用本方治疗53例，痊愈6例。显著好转22例，好转19例，无效6例，总有效率为88.7%。本药对胃肠道有一定副作用，宜从小剂量开始服用，2～3天后加至全量。

【来源】《皮肤病防治研究通讯》（1972）

08 侧柏叶

来　　源：侧柏叶为柏科常绿乔木植物侧柏的嫩枝叶。

别　　名：丛柏叶、柏叶。

处方用名：侧柏叶、生侧柏叶、嫩柏叶、侧柏炭。

用法用量：水煎服，常用量为6～12克，鲜品捣汁服，或入丸、散。外用适量，煎水洗或捣敷或研末调敷，或作配剂外搽。

产地采收

全国各省区有栽培。主产河北、山东。全年可采，剪下小枝，除去粗梗，阴干，切断。

炮制研究

制炭后可增强其止血作用。

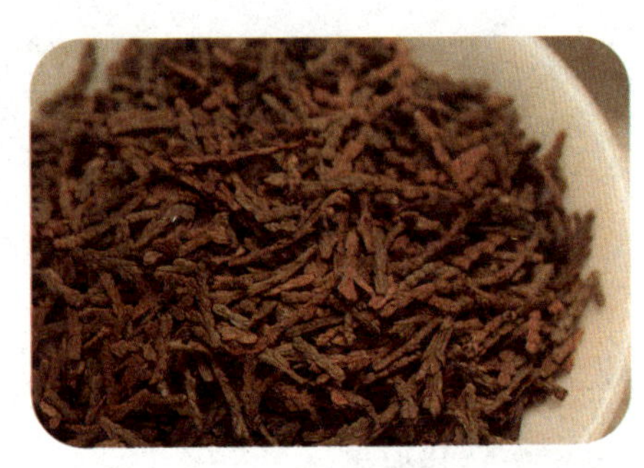

性味归经

苦涩微寒，归肺、肝，大肠经。

功能主治

凉血止血、止咳化痰、祛风湿、消肿去毒。主治吐血、咯血、衄血、便血、血痢、尿血、崩漏、肺热咳嗽痰多、风湿热痹、丹毒、痄腮、水火烫伤等。

使用注意：本品多食或久服易引起胃脘不适及食欲减退。

现代研究

现代研究表明，侧柏叶含有扁柏双黄酮、穗花杉双黄酮、槲皮苷、小茴香酮、侧柏酮、侧柏烯等。侧柏叶煎剂可明显缩短出血时间及凝血时间，还有镇咳、祛痰、平喘作用。对金黄色葡萄球菌、卡他球菌、乙型溶血性链球菌、志贺菌属、伤寒杆菌、白喉棒状杆菌、炭疽杆菌等均有抑制作用。此外，尚有镇静、降血压和扩张血管的作用。

常用单方

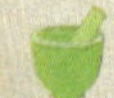【方一】

侧柏叶适量

【用法】取上药，晒干或焙干后研成粗末，置于18%的乙醇溶液中（以浸没药粉为度），浸泡4昼夜后滤取浸液。每次服50毫升（儿童酌减），日服3次，7～10天为1个疗程。

【功能主治】杀菌止痢。主治急、慢性细菌性痢疾。

【疗效】据解放军 171 医院报道，应用本方治疗 114 例，治愈 100 例，无效 14 例，治愈率为 87.7%。本浸剂如经高压消毒、煮沸，或加防腐剂，均会影响其杀菌、抑菌效果。

【来源】《新医药资料》（1971）

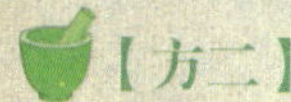【方二】

侧柏叶 15 克

【用法】取上药，加水 300 毫升，煎成 150 毫升为 1 次量，每天服 3 次。或以侧柏叶焙制研末，每天 9 克，分 3 次服。

【功能主治】凉血止血。主治胃、十二指肠溃疡出血。

【疗效】据倪达人等报道，应用本方治疗 50 例，大便潜血平均 3.5 天转阴。除个别病人有恶心外，一般无不良反应。

【来源】《中华内科杂志》（1960）

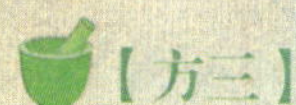【方三】

鲜侧柏叶 300～500 克。

【用法】取上药（视烧伤面积大小而定），洗净，放入臼内捣烂如泥，加 75% 乙醇溶液少许调成糊状备用。使用前先用生理盐水或 1∶1 000 新洁尔灭清洗创面，有水疱者用注射器抽取疱内渗出液。如汽油烧伤可用软肥皂清理创面。而后将新鲜侧柏叶膏敷于烧伤部位，外面覆盖无菌纱布，胶布固定。每天换药 3 次。如无感染不需使用其他药物，一般 5 天左右即可痊愈。

【功能主治】凉血泻火解毒。主治烧伤。

【疗效】据荣金玉等报道，应用本方治疗 61 例，其中度烧伤 6 例，浅Ⅱ度烧伤 52 例，深Ⅱ度烧伤 3 例，结果除 3 例深Ⅱ度者转其他治疗外，其余均治愈。治疗过程中无不良反应。

【来源】《中西医结合杂志》（1989）

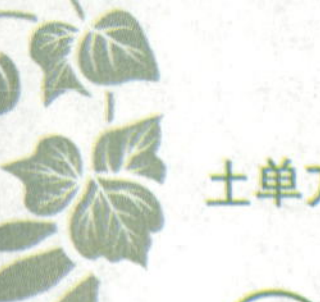

09 三七

来　　源： 三七为五加科植物人参三七的根。

别　　名： 参三七、山漆、金不换、田漆等。

处方用名： 三七、田七、山漆、参三七、三七粉、熟三七粉。

用法用量： 本品多研末服，常用量为 1 ~ 3 克；亦可入煎剂，常用量为 3 ~ 12 克。外用适量，研末外撒或调敷。

产地采收

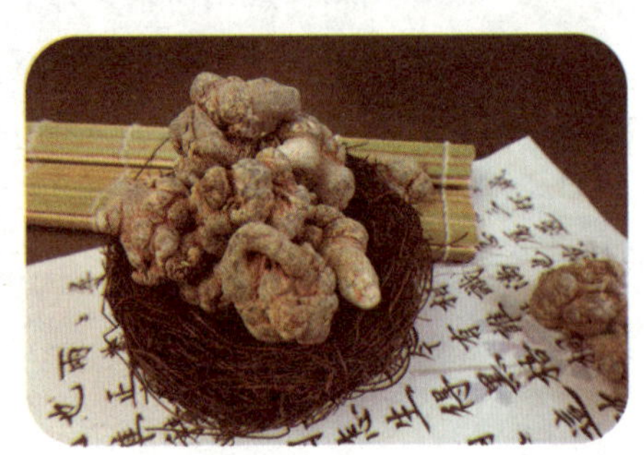

主产于云南、广西等地。以个大坚实、体重皮细、断面棕黑色、无裂痕者为佳。贮藏时原药用纸包好，放缸甏内；粉末用瓶装好盖紧，放干燥处，防霉蛀。

性味归经

味甘、微苦，性温。归肝、胃、心经。

功能主治

化瘀止血、消肿定痛。主治吐血、咯血、衄血、便血、尿血、崩漏、创伤出血、跌打瘀肿疼痛、妇女产后恶露不尽、痈疽肿痛等。

使用注意：孕妇慎用。

现代研究

现代研究表明，三七含有多种化学成分，其中三七皂苷为主要有效成分之一，还含有绞股蓝皂苷、人参苷、三七素、黄酮、氨基酸等。三七有较强的止血作用，能抑制血小板聚集，抑制凝血酶诱导纤维蛋白酶致纤维蛋白的转化，并能激活作用于血纤维蛋白原的尿激酶活性。熟三七对失血性贫血有治疗作用，能提高外周血红细胞、白细胞数量。能增加冠脉血流量，提高心肌血氧供应，减慢心律，降低心肌耗氧量，改善心肌微循环，从而对冠心病、心绞痛有明显疗效。此外，三七能扩张血管，降低血压和抗心律失常，增强中枢抑制药的镇静、催眠、安定和抗惊厥，还有一定的抗休克、抗肝损伤、抗炎、调节免疫及抗肿瘤作用。

常用单方

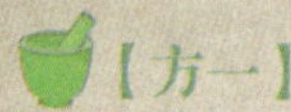

【方一】

三七适量

【用法】取上药，研为细粉。每次 6 克，每天 2 次，用温开水冲服。

【功能主治】散瘀止痛。主治冠心病心绞痛。

【疗效】据孙建军等报道，应用本方治疗 11 例，这些病例都是用其他中药及西药常规治疗 1 个月以上不能满意控制者，经改用本方治疗后，除 1 例无效外，10 例 1 周后均获满意控制。

【来源】《中医杂志》（1994）

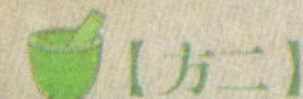

【方二】

生三七适量

【用法】取上药，研为细末。每次口服 0.6 克，每天 3 次，饭前服用，连服 1 ~ 2 个月。

【功能主治】化瘀降脂。主治高蛋白血症。

【疗效】据张煜报道，应用本方治疗冠状动脉粥样硬化性心脏病、原发性高血压、脑动脉硬化伴高脂血者 10 例，5 例总血脂平均从 30.659 毫摩尔 / 升降至 18.678 毫摩尔 / 升，10 例胆固醇由平均 7.088 毫摩尔 / 升降至 4.81 毫摩尔 / 升。又据天津南开区西营门外卫生院报道，每天口服生三七粉 0.9 克，连服 10 周以上，不用西药。治疗冠心病合并血胆固醇高者 74 例，取得明显的降脂效果。

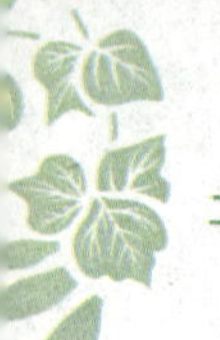

【来源】《新医药学杂志》(1973);《天津医药》(1975)

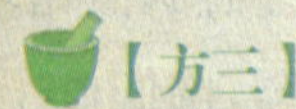

【方三】

三七适量

【用法】取上药，研为细粉。口服，每天3次，每次1.5克，用温开水送服。

【功能主治】化瘀止血。主治上消化道出血。

【疗效】据罗裕民报道，应用本方治疗各种类型胃出血病人60例，完全止血者58例，无效2例，治愈率为96.7%。

【来源】《云南中医杂志》(1985)

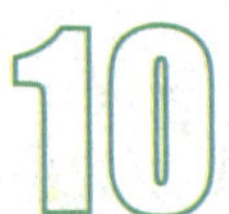

10 菊叶三七

来　　源：菊叶三七为菊科植物三七草的根。

别　　名：紫三七、血当归、菊三七、水三七。

处方用名：紫三七、血当归、菊三七、水三七。

用法用量：常用量为3～10克，水煎服；研末服1.5～3克；鲜品30～60克捣汁服。外用适量，捣敷。

产地采收

主产于四川、云南、广东、广西等地。以干燥、整齐、质坚、无杂质、断面明亮者为佳。贮藏时原药用纸包好，放缸甏内；粉末用瓶装好盖紧，放于燥处，防霉蛀。

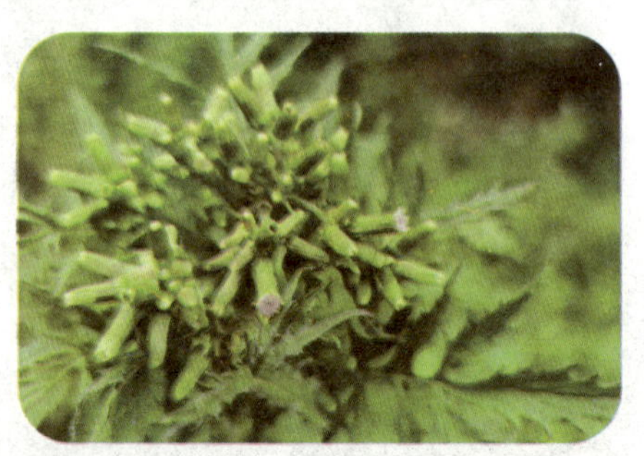

性味归经

味甘、微苦，性温。归肝、心经。

功能主治

化瘀止血、解毒消肿。主治跌打损伤、瘀肿疼痛、创伤出血、吐血、衄血、尿血、便血、崩漏、产后瘀滞腹痛、痈肿疮疡、虫蛇咬伤等。

注意事项：孕妇慎用。

现代研究

现代研究表明，菊叶三七含有生物碱，为千里光碱，千里光菲灵碱，菊三七碱甲、乙，还含有甘露醇、琥珀酸、原儿茶酸等。主要有促凝血、镇痛、局部麻醉、抗炎等作用。菊三七碱水液有较强的阿托品样作用。菊三七所含的菊三七碱、千里光碱、千里光菲灵碱，以及水解后得到的倒千里光裂碱等具有抗癌作用，可治疗皮肤鳞癌、皮肤基底细胞癌等。菊叶三七还具有明显的镇静、安定、催眠、抗惊厥等中枢抑制作用。

常用单方

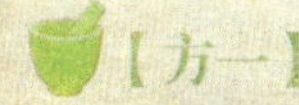

【方一】

新鲜菊叶三七枝叶适量

【用法】第一天取上药250克，煎汤内服，第二天后改用50克，早晚各用1次，连续3天维持治疗。

【功能主治】化瘀止血。主治肺结核大咯血。

【疗效】据吴永忠报道，应用本方结合抗结核药物，大咯血得以控制，病情恢复良好。

【来源】《中国农村医学》（1995）

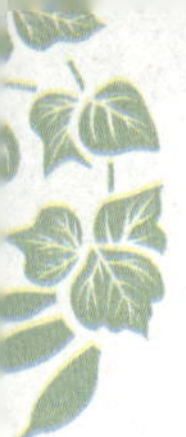

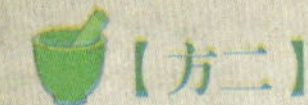

【方二】

菊叶三七适量

【用法】取上药，浸泡于30%乙醇溶液中，制成酊剂；或水煎配成12.5%及6.25%糖浆供儿童服用，每次20～30毫升，每天2次。

【功能主治】活血消肿。主治大骨节病。

【疗效】据报道，应用本方治疗成年病人70例，经1个月显效21例，好转41例，无效8例，总有效率为88.6%；治疗儿童病人31例，显效9例，好转22例，总有效率为100%。

【来源】《黑龙江省新医药经验交流》（1971）

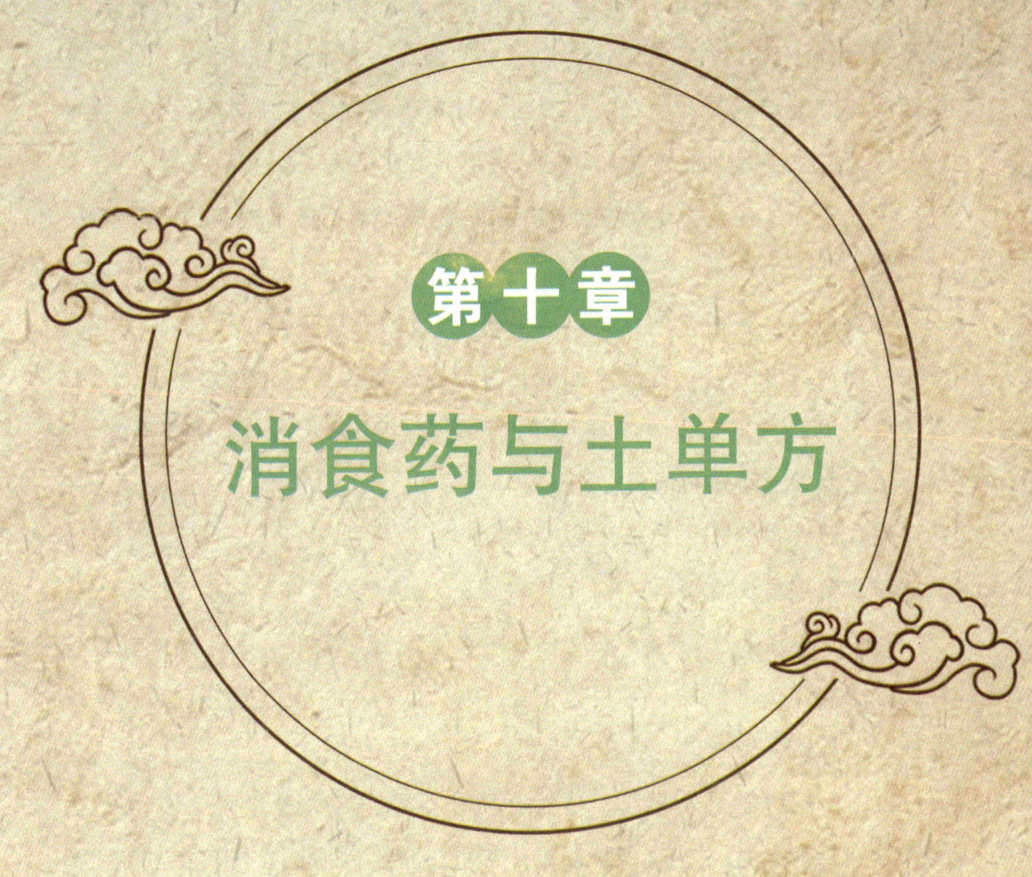

第十章

消食药与土单方

凡功能消化食积的药物，称为消食药。又称消导药或助消化药。

脾胃为生化之源，后天之本，主纳谷运化。如果饮食不节，损伤脾胃，每致饮食停滞，出现各种消化功能障碍的病症。消食药功能消食化积，有的药物还有健脾开胃作用，可以达到消除宿食积滞及其所引起的各种症候的目的，促使脾胃功能恢复，故临床运用具有重要意义。

消食药，主要适用于食积停滞所致的脘腹胀满，嗳气泛酸，恶心呕吐，不思饮食，泄泻或便秘等症。

本类药物的使用，常根据不同病情而配伍其他药物同用。如脾胃虚弱者，可配健胃补脾药；脾胃有寒者，可配温中暖胃药；湿浊内阻者，可配芳香化湿药；气滞者，可配理气药；便秘者，可配通便药；若积滞化热，则当又配合苦寒清热药同用。

消食药大都性味甘平或甘温，归脾胃经。

消食药应用注意事项：

1.食积停滞有上、中、下之分，病在上脘恶心欲吐，可用涌吐药以吐之；停积在下大便秘结，可用泻下药以导之；唯在中焦，脘腹胀闷，嗳气吞酸，不思饮食者则以消导药治之。

2.消食药均能消食化积，然性能又有不同，应根据不同症状和原因，选择恰当药物治疗。一般食积停滞，常用山楂、六曲；症情较重者宜用鸡内金，轻者多用麦芽、谷芽等。又如油腻肉积宜用山楂；米面食积宜用麦芽。至于食积腹泻，又当用焦山楂；兼见气滞，当用莱菔子等。

3.食积停滞，如兼脾胃虚弱，纳呆泄泻，可配健脾药同用；气滞胀闷，可配理气药同用；恶心呕吐，可配和胃降逆药同用；便秘，可配泻下药同用。

4.凡授乳妇女应用消食药须忌用麦芽、六曲；服人参时忌用莱菔子。

01 山楂

来　　源：蔷薇科乔木或大灌木山里红、山楂或野山楂的成熟果实。
别　　名：映山红果、山里、红鼠查子、山里红果、山里果子、海红。
处方用名：焦山楂、山楂炭、焦楂肉、生山楂、生楂肉、蜜炙山楂炭。
用法用量：常用量 10 ~ 15 克，大剂量 30 克。

产地采收

全国各地均产；秋季果实成熟时采收，以个大、皮红、肉厚、核少者为佳，切片，干燥。

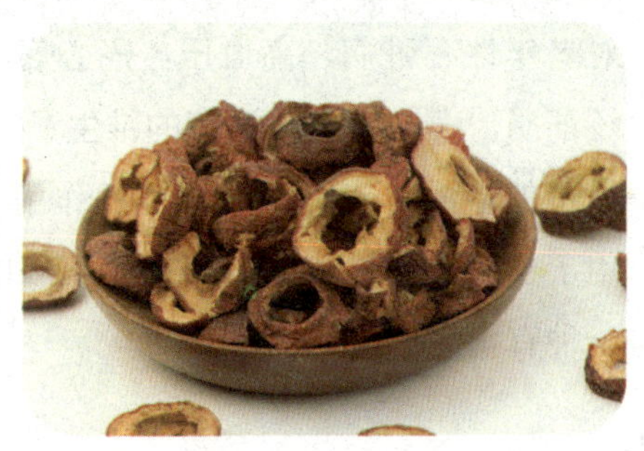

炮制研究

山楂有生用、炒用和炒炭用。生山楂长于活血化瘀，炒山楂长于消食化积，焦山楂长于消食止泻，山楂炭性收涩，有止血止泻功效。

性味归经

酸、甘、微温。归脾、胃、肝经。

功能主治

消食化积，活血化瘀。用于食积停滞，产后瘀阻腹痛、痛经、经闭等。主要应用于：山楂味酸而甘，消食力佳，为消化食积停滞常用要药，尤能消化油腻肉积，常与麦芽、六曲等配伍应用；用治产后瘀滞腹痛、恶露不尽，常与当归、川芎、益母草等配伍。

注意事项：脾胃虚弱者慎服，生者不宜多食。

现代研究

北山楂含酒石酸、柠檬酸、山楂酸、黄酮酸、内酯、糖及苷类等。野山楂含柠檬酸、山楂酸、鞣质、皂角、果酸、维生素C等。山楂能增加胃中消化酶的分泌，促进消化。所含脂肪酶可促进脂肪分解。所含多种有机酸能提高蛋白酶的活性，使肉食易被消化。山楂又有收缩子宫、强心、抗心律失常、增加冠脉血流量、扩张血管、降低血压、降血脂等作用，对志贺菌属及大肠埃希菌有较强的抑制作用。山楂中含有的黄酮类，三萜类及丰富的维生素C、钾等物质，可软化并扩张动脉血管，增加血流量，增强血管弹性，增加心脏收缩力，能改善心脏活力，降低血压、血脂，利尿镇静，对老年性心脏病，高血压，冠心病，高脂血等，都有明显疗效。一些研究还证明，山楂中大量含有的维生素C能阻断癌性N-亚硝基的产生，并减少自由基的形成，有抑制癌细胞的作用，对于宫颈癌的抑制率达到70%，还可用于食管癌、胃癌、肠癌、膀胱癌的辅助治疗。山楂含有的牡荆素，也是一种有抗癌作用的物质。

◎ 常用单方 ◎

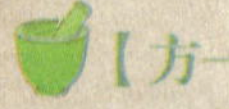

【方一】

生山楂 15 克

【用法】先水煎 1 次饮服，药渣泡茶饮用，每天 1 剂。

【功能主治】消痰化浊，活血化瘀。主治高脂血症。

【来源】《浙江中医杂志》（1993）

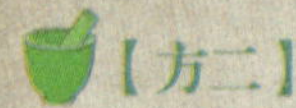

【方二】

生山楂 60 克，茶叶 5 克。

【用法】水煎服，每天 1 剂。

【功能主治】消积导滞。主治痢疾。

【来源】《浙江中医杂志》（1992）

【方三】

鲜山楂数枚（视疮面面积而定）

【用法】隔陶瓦片置煤炉上烘烤至熟。去皮、核，取山楂肉敷于疮面，用纱布包扎。每天 1 次，7 天为 1 个疗程。一般 1 ～ 2 个疗程可愈。

【功能主治】活血化瘀愈疮。主治冻疮。

【来源】《湖北中医杂志》（2000）

02 麦芽

来　　源：本品为禾本科植物大麦的成熟颖果，经发芽后，低温干燥而得。

别　　名：大麦毛、大麦芽、大麦蘖、麦蘖、大麦毛、大麦芽。

处方用名：炒麦芽、焦麦芽、生麦芽。

用法用量：常用量 10 ～ 15 克，大剂量可用 30 ～ 120 克，水煎服。

产地采收

全国各地均产。以色黄粒大、饱满、芽完整者为佳。

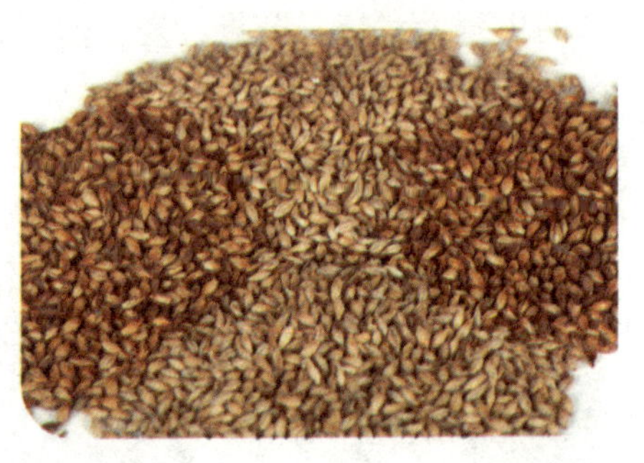

炮制研究

麦芽有生用、炒用和炒焦用。生用兼可疏肝；炒用偏于消食，并能回乳；炒焦用偏于止泻。

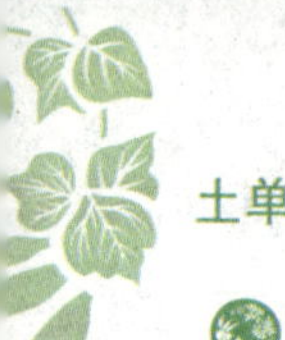

性味归经

甘，平。入脾、胃经。

功能主治

消食，和中，回乳。用于食积不化、脘闷腹胀及脾胃虚弱、食欲不振；乳汁郁积，乳房胀痛等症。麦芽可促进食物的消化，尤能消米面食积；主要应用于：食积不化、脘闷腹胀，可与山楂、六曲等配伍；如遇脾胃虚弱、食欲不振，宜与白术、党参等补气健脾药同用；至于消化不良症情较轻者，可单用本品煎服；或炒焦，研细末，用开水调服。对断乳及乳汁郁积引起的乳房胀痛等症，麦芽有回乳之功，凡妇女在婴儿断奶时，可用生麦芽100克，加水煎服；如因乳汁郁积引起乳房胀痛，则用量必须加倍，可收退乳消胀之效。

注意事项：妇女在哺乳期内不宜服用，以免引起乳汁减少。

现代研究

麦芽的主要成分有：淀粉酶、转化糖酶、维生素B族、维生素C、脂肪、软磷脂、糊精、葡萄糖及大麦芽碱等。麦芽油是许多营养品的重要组成成分，有提高人体耐力、体力、精力的功效。麦芽油中含有一种叫二十八（烷）醇的物质，研究表明，二十八（烷）醇能将食物储存的能量转化为生物能，从而加强肌肉的力量、耐力和活力。二十八（烷）醇还能提高服用者的生育力和精子产量。麦芽油还富含不饱和脂肪酸，有抗氧化活性，所以被誉为天然维生素E。

◎ 常用单方 ◎

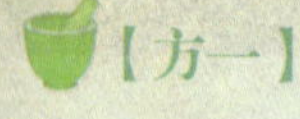

【方一】

生麦芽30克，生猪胰150克。

【用法】加水 1 000 ~ 1 200 毫升，煎成 600 ~ 800 毫升，当茶温服，每次 200 毫升，渴时即服。

【功能主治】滋阴液，助运化。主治糖尿病。

【疗效】治疗 2 例，皆有良效。

【来源】《吉林中医药杂志》（1985）

03 莱菔子

来　　源：为十字花科植物莱菔的成熟种子。

别　　名：萝卜子、萝白子、菜头子。

处方用名：莱菔子。

用法用量：常用量 10 ~ 15 克，水煎服。

产地采收

我国各地均产。以身干、粒大饱满、不泛油、无杂质者为佳。夏季果实成熟时采割植株，晒干，搓出种子，除去杂质，再晒干。生用或炒用，用时捣碎。

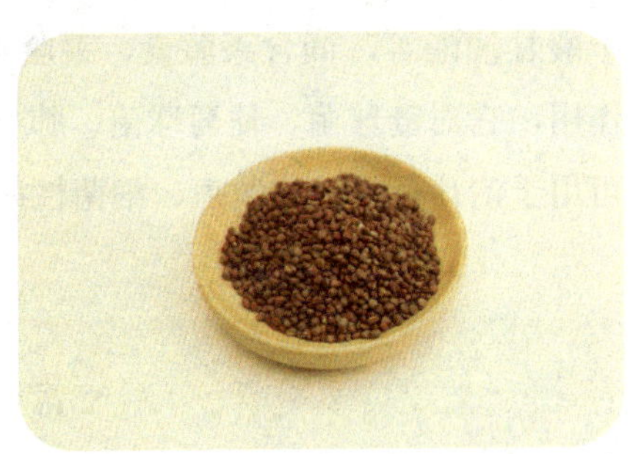

炮制研究

莱菔子有生用和炒用。生用长于祛痰；炒后药性缓和，有香气，可避免生品服后恶心的副作用，长于消食除胀。

性味归经

辛、甘、平。归脾、胃、肺经。

功能主治

消食导滞，降气祛痰。用于食积气滞、嗳气吞酸、脘腹胀满、咳喘痰多。主要应用于：食积所致的胃脘胀满、嗳气吞酸、腹痛等症状，多与六曲、山楂同用，如保和丸。本品炒用有降气祛痰的作用，适用于久咳痰喘实证，常与白芥子、苏子同用，如三子养亲汤。

注意事项：莱菔子可降气行滞消食，能耗气伤正。凡正气虚损、气虚下陷、大便溏泄者不宜服用。

毒副作用

生用对心脏有轻微毒性，并可引起恶心。

现代研究

分析，莱菔子含挥发油和脂肪油，挥发油中含α-己烯醛、β-己烯醛和β-己烯醇、γ-己烯醇等，脂肪油中含多量芥酸、亚油酸、亚麻酸及芥子酸甘油酯等，尚含莱菔素、莱菔苷。因此，莱菔子具有抗细菌及抗真菌作用，它对链球菌、葡萄球菌、肺炎链球菌、大肠埃希菌等均有抑制作用，可用于治疗百日咳、黄疸、细菌性痢疾以及真菌引起的皮肤疾患。

◎常用单方◎

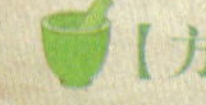

【方一】

莱菔子 150 克

【用法】莱菔子洗净泥土晾干，研为细末，过筛装瓶备用。3 岁以下者，每天 2.5 克，8 小时冲服一次；4 ~ 7 岁，每天 4 ~ 6 克，12

小时冲服一次；8 岁以上者，每天 6 ~ 10 克，12 小时冲服一次。佐白糖适量调服。

【功能主治】降气润肠通便。主治便秘（实秘）。

【来源】《新中医》（1996）

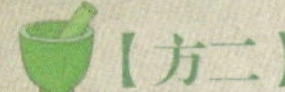

莱菔子 10 克

【用法】炒熟后一次服下。

【功能主治】行气利水。主治排尿功能障碍。

【来源】《湖南中医药导报》（1997）

04 鸡内金

来　　源：本品为鸡的砂囊角质内膜，俗称鸡肫皮。

别　　名：鸡肫皮、鸡肫内黄皮、鸡肫皮、鸡黄皮、鸡食皮、鸡合子、鸡中金、化石胆、化骨胆。

处方用名：鸡内金、炙内金。

用法用量：常用量 3 ~ 10 克，研粉吞服每次 1.5 ~ 3 克；或入丸、散。

产地采收

全国各地均产，杀鸡后，取出鸡肫，立即剥下内壁，洗净，干燥。以干燥、完整、个大、色黄者为佳。

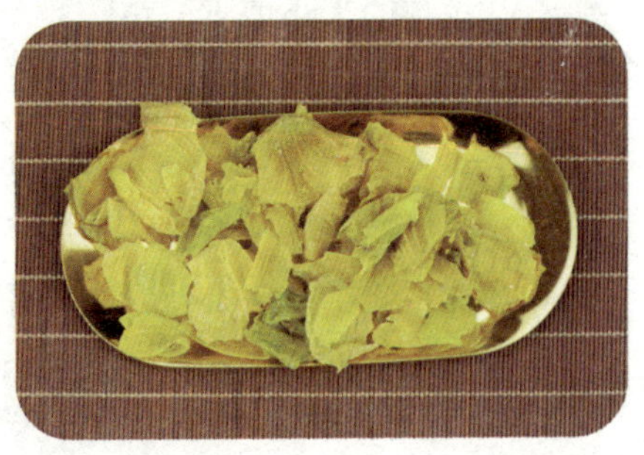

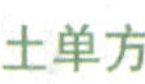

炮制研究

鸡内金有生用、炒用与醋炙用。生用长于攻积，通淋化石；炒用健脾消积的作用增强，用于消化不良，食积不化及小儿疳积等证。醋用有疏肝健脾作用，多用于脾胃虚弱、脘腹胀满等证。

性味归经

甘，平。归脾、胃、肾、膀胱经。

功能主治

消食健脾，涩精止遗，化结石。用于食积不化，脘腹胀满及小儿疳积、遗精、遗尿、胆结石等。主要应用于：消食积，与山楂、六神曲、麦芽等品配伍。如遇脾胃虚弱、脾胃不振者，宜与补气健脾药如白术、党参、山药、扁豆等同用。用于遗精、遗尿等症。

注意事项：脾虚无积滞者慎服。

现代研究

现代药理研究认为，鸡内金主要含有胃激素、角蛋白、氨基酸等成分。有增加胃液分泌量和胃肠消化能力，加快胃的排空速率等作用。

◎ 常用单方 ◎

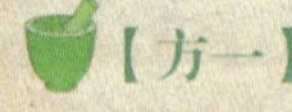
【方一】

按疣的大小剪下一块

【用法】先以温水浸泡疣部 5 ～ 15 分钟，使疣部角质层软化，然后常规消毒。取鲜鸡内金洗净，按疣的大小剪下一块，以内层紧贴疣部，用胶布固定 4 ～ 12 小时取下。

【功能主治】软坚散结。主治寻常疣。

【来源】《湖南科技报》（1983）

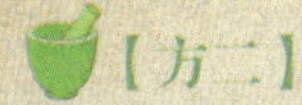【方二】

鸡内金适量

【用法】鸡内金烘干后研成细末，用玻璃瓶装好备用。使用时，将15克鸡内金粉倒入杯中，冲300毫升开水，15分钟后即可服用。早晨空腹1次服完，然后慢跑步，以助结石排出。

【功能主治】软坚排石。主治多发性肾结石。

【疗效】治疗一例，服药5天后排出砂石5枚，继服10天后，又排出若干小砂粒，用药15天后，经X线摄片复查，右肾肾盂未见结石。随访5年，未见复发。

【来源】《湖南中医杂志》（1986）

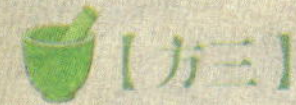【方三】

鸡内金适量

【用法】取鸡内金，焙干，研细末备用。每次10克，饭前1小时用温开水冲服，每天3次。

【功能主治】消积化石。主治胃石症（因食黑枣所致）。

【疗效】治疗31例，均愈。

【来源】《中国中医药科技》（1995）

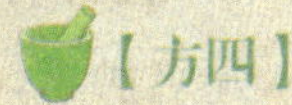【方四】

鸡内金

【用法】鸡内金烧灰存性，涂于溃疡面，每天3次。

【功能主治】清热泻火、敛疮生肌、解毒。主治口疮。

【疗效】全部病例涂药2～4次痛即止，3～10天溃疡面消失。

【来源】《中国民间疗法》（2002）

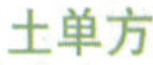
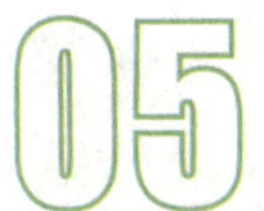

05 鸡矢藤

来　　源：为茜草科植物鸡矢藤的全草及根。

别　　名：斑鸠饭、女青、主屎藤、却节、臭藤根、牛皮冻、臭藤、毛葫芦、甜藤、五香藤、臭狗藤、香藤、母狗藤。

处方用名：鸡矢藤。

用法用量：常用量 9 ～ 15 克，大剂量可用至 30 ～ 60 克，水煎服。

产地采收

分布山东、安徽、江苏、浙江、江西、福建、台湾、广东、广西、湖北、湖南等地。以身干、色黄绿、叶满、无杂质、臭气浓者为佳。

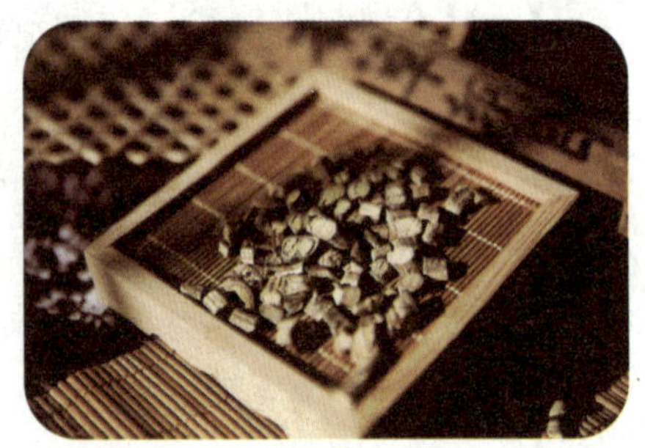

性味归经

甘、酸，平。归肝、脾、肾经。

功能主治

祛风活血，止痛解毒，消食导滞，除湿消肿。治风湿疼痛，腹泻痢疾，脘腹疼痛，气虚水肿，头昏食少，肝脾肿大，瘰疬，肠痈，无名肿毒，跌打损伤。

注意事项：脾胃虚寒者慎用。

现代研究

本品主含鸡矢藤苷、鸡矢藤次苷、车叶草苷等，此外还含有生物碱、挥发油等。本品叶或根的蒸馏液具有良好的镇痛作用，还能镇静、抗惊厥、解痉和降压。

常用单方

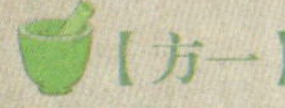

【方一】

鸡矢藤叶或嫩芽适量

【用法】用上药擦患处，每次 5 分钟，每天 2 ~ 3 次。

【功能主治】祛风活血止痒。主治神经性皮炎、湿疹、皮肤瘙痒症。

【疗效】治疗神经性皮炎 11 例，治愈 8 例，好转 3 例；治疗湿疹 5 例，皮肤瘙痒 10 例，均获治愈。

【来源】《新医药通讯》（1972）

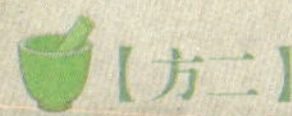

【方二】

鲜鸡矢藤全草 750 克

【用法】采鲜鸡矢藤全草 750 克洗净，加清水 1200 毫升（或取干鸡矢藤 500 克，加清水 1300 毫升浸泡 20 分钟）煎 30 分钟，取汁擦洗患处，严重至中度者早晚 1 次，轻度者每天 1 次，每次洗 10 ~ 15 分钟，5 天为 1 个疗程，用药前先用温水肥皂清洗全身。

【功能主治】清热解毒杀虫。主治疥疮。

【疗效】共治疗 82 例，全部治愈。

【来源】《右江民族医学院学报》（2000）

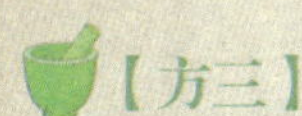

【方三】

鲜鸡矢藤 100 克

【用法】鸡矢藤洗净，加水 300 毫升，加盖，煮沸，然后文火煮 10 分钟，加入豆腐 200 克，再文火煮 10 分钟，去药渣，即可食用。食用方法吃豆腐喝汤，分早、晚各 1 剂，饭后半小时食用。儿童药量酌减。

【功能主治】祛风清热、补脾益气、泻火解毒。主治睑腺炎。

【疗效】25 例病人均痊愈。

【来源】《中国乡村医药》（1997）

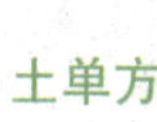

06 谷芽

来　　源：本品为禾本科植物稻的成熟颖果，经发芽后，低温干燥而得。

别　　名：蘖米、谷蘖、稻蘖。

处方用名：生谷芽、炒谷芽、谷芽、长须谷芽、香谷芽、炙谷芽、焦谷芽、稻芽、香稻芽。

用法用量：常用量：10 ~ 15克，大剂可用至30克，水煎服。

产地采收

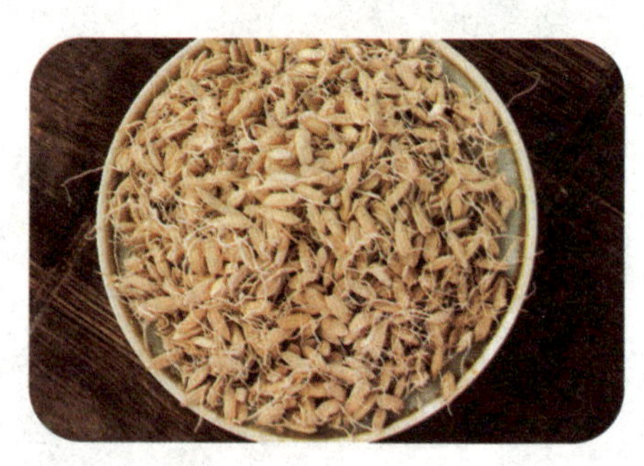

我国各地均产，但以南方早稻谷加工者为好，随时可以制备，生用或炒用。炒至深黄色称炒谷芽，炒至焦黄色称焦谷芽。

炮制研究

谷芽有生用和炒用。生用养胃作用好，用于胃中气阴不足；炒用消食力强，用于食积、泄泻。

性味归经

甘，平。入脾、胃经。

功能主治

消食和中，健脾开胃。用于消化不良、脘闷腹胀及脾胃虚弱、食欲减退等症。谷芽具消食和胃之功，其作用较麦芽、山楂、六曲等较为缓和，故能促进消化而不伤胃气。在脾胃虚弱、纳谷不香的情况下，每与补气健脾之品如党参、白术、山药等配伍同用。

现代研究

本品含淀粉酶、维生素B族、蛋白质、脂肪等，有助消化作用。但其淀粉酶含量较麦芽低，故消化淀粉类食物作用弱于麦芽。煎煮或炒谷芽能降低其消食效力。

◎常用单方◎

谷芽 50 克

【用法】取上药，蒸露，代茶饮用。

【功能主治】健脾开胃。主治病后脾虚，症见食少便溏，周身乏力。

【来源】《中华药海》